Hilda Nowotny

Heilsames Atmen

Das Wunder der Atmung spürbar erleben

Schirner Verlag

Die Ratschläge in diesem Buch sind sorgfältig erwogen und geprüft. Sie bieten jedoch keinen Ersatz für kompetenten medizinischen Rat, sondern dienen der Begleitung und der Anregung der Selbstheilungskräfte. Alle Angaben in diesem Buch erfolgen daher ohne Gewährleistung oder Garantie seitens der Autorin oder des Verlages. Eine Haftung der Autorin bzw. des Verlages und seiner Beauftragten für Personen-, Sach- und Vermögensschäden ist daher ausgeschlossen.

ISBN Printausgabe 978-3-8434-5111-6
ISBN E-Book 978-3-8434-6229-7

Hilda Nowotny:
Heilsames Atmen
Das Wunder der Atmung spürbar erleben

Umschlag und Layout: Arne Gutowski, Schirner, unter Verwendung von # 161409272 (Lorelinka), # 53180644 (Alin Brotea), # 146467043 (Balazs Kovacs Images), www.shutterstock.com
Redaktion & Satz: Janina Vogel, Schirner, unter Verwendung von Bildern von Werner Nowotny
Printed by: Ren Medien GmbH, Germany

www.schirner.com

3. Auflage Januar 2018

Inhalt

Atem-Pause

**Dem Ein und Aus des Atems
folgt eine Pause,
in der das Leben schweigt,
in der ein neuer Atemzug
dir neue Wege zeigt.**

**Im Ein und Aus des Atems
sind Leib und Seele tief bewegt,
doch in der Pause
ist es die Stille, die dich trägt.**

Einladung

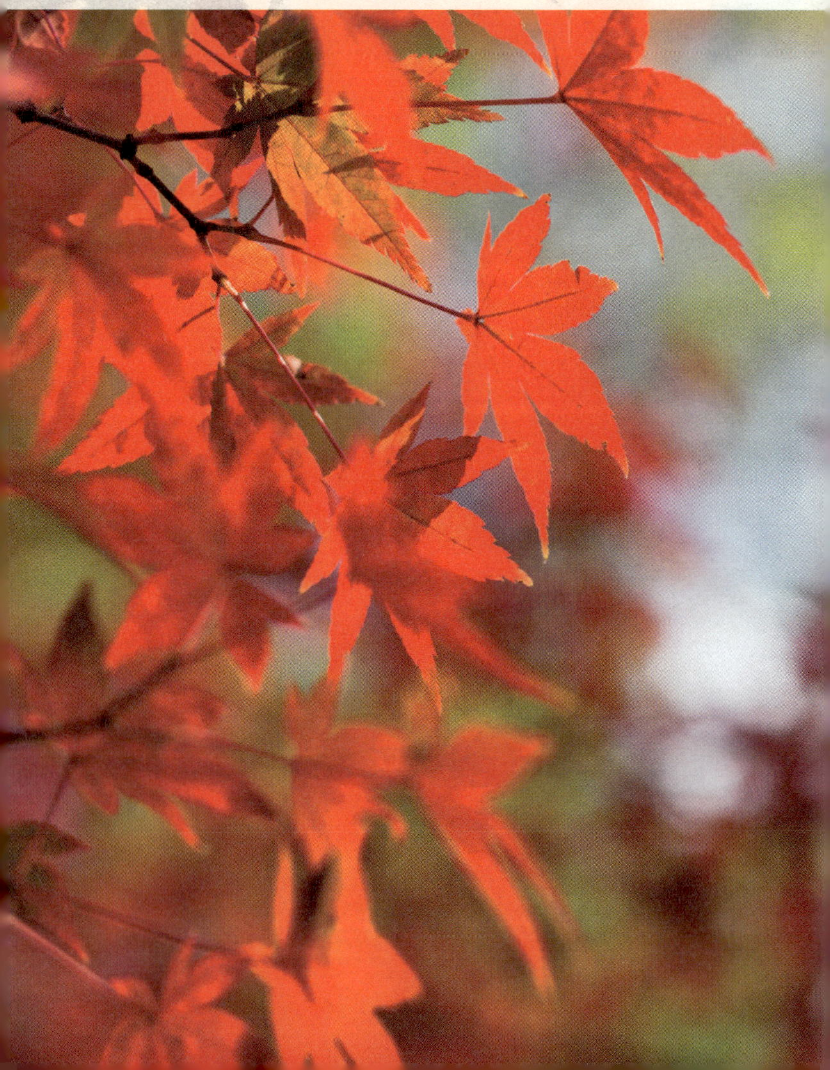

Liebe Leserin, lieber Leser,

mit diesem Übungsbuch lade ich dich auf eine Reise mit deinem Atem ein. Eine Reise, auf der du mit einfachen, achtsamen und meditativen Übungen deinen Atem, deinen Körper, dein Fühlen und dein Denken neu entdecken und heilsam fördern kannst. Heilsames Atmen ist eine Übungsweise, die dich ganz zu dir selbst, in dein tiefstes Innerstes, führen kann. Es ist eine Übungsweise, die dich Achtsamkeit, eine heilsame Denkweise und einen heilsamen Umgang mit Krankheit lehrt.
Durch ein kontinuierliches Üben mit deinem Atem findest du innere Ruhe, die zu größerer Gelassenheit und mehr Stabilität führt. Harmonie und innerer Frieden können auf diese Weise entstehen. Dein Körper wird lebendiger, und dein Atem kann freier fließen. So wird die Praxis des »Heilsamen Atmens« zu einer Selbstfürsorge für Körper, Seele und Geist.

Üben bei körperlichen Einschränkungen

Sollten dir aufgrund körperlicher Einschränkungen einige der Bewegungsübungen nicht möglich sein, kannst du diese ohne Weiteres auch in deiner Vorstellung durchführen: Stelle dir einfach vor, wie dein Atem den jeweiligen Teil deines Körpers belebt. Auf diese Weise gibst du deinem Körper ein inneres Bild und damit dieselben belebenden »Informationen« wie bei einer tatsächlich ausgeführten Bewegung. So unterstützt du dein Körperbewusstsein und dein körperliches Wohlbefinden.

Struktur des Buches

Dieses Buch vereint eine bewusste Atmung mit achtsamen Bewegungen und heilsamen Gedanken. Die verschiedenen meditativen Übungen lassen sich in folgende Schwerpunkte unterteilen:

1. Heilsames Atmen in Ruhe und Bewegung
2. Atemmeditationen
3. Atemgestützte Heilungsmeditationen
4. Bewusstes Atmen in der Bewegung
5. Heilsames Denken

Zu Beginn (Kapitel 1) machst du dich ganz allgemein mit den Übungsweisen vertraut. Ich stelle dir verschiedene Übungsweisen vor, die aus achtsamen Bewegungen, der heilsamen Berührung, dem bewussten Atmen und dem heilsamen Tönen bestehen.
Mit den meditativen Übungen der Atem- und Heilungsmeditationen (Kapitel 2 und 3) förderst du deine

Entspannungs- und Regenerationsfähigkeit, aktivierst deine Selbstheilungskräfte und förderst deine innere Ruhe und Gelassenheit. Heilsame innere Prozesse werden in Gang gesetzt, und du kannst dich immer wieder neu mit deiner inneren Quelle verbinden.

Mit den achtsamen Bewegungsübungen (Kapitel 4) förderst du hingegen deine körperliche Flexibilität und deine Lebendigkeit. Du entwickelst ein intensiveres Körperbewusstsein, wodurch dein Atem freier fließen, die Verspannung sich lösen und eine gesunde Körperspannung entstehen kann.

Mit den Übungen des heilsamen Denkens (Kapitel 5) nutzt du die Kraft deines Geistes, indem du dich mit friedvollen, positiven und heilsamen Gedanken nährst. Du förderst die Transformation negativer Gedanken, Gefühle und negativer Spannungen in deinem Körper.

Entscheide frei, wie du an dieses Übungsbuch herangehen möchtest. Du musst nicht das komplette Buch Kapitel für Kapitel durcharbeiten, sondern kannst mit dem Thema beginnen, das dich gerade am meisten interessiert. Du wirst in jedem Fall richtigliegen und nichts verpassen, was du nicht auch später noch nachlesen, ausprobieren und erlernen könntest. Du bist frei zu wählen, mit welchem Kapitel, mit welchen Übungen du dir im Hier und Jetzt etwas Gutes tun möchtest. Jedes Thema, jedes Kapitel steht für sich und ist unabhängig von den anderen Kapiteln als Einstieg und zum Erlernen der Praxis geeignet. Jedes Kapitel ist aber auch eine Ergänzung

und Vertiefung der anderen Kapitel und über den Atem mit ihnen verbunden – der Atem ist der »rote Faden« in diesem Buch. Meditative Gedichte aus meinen *Lebensweg*-Texten laden dich darüber hinaus immer wieder zu einer kleinen Atempause ein, denn gerade im Alltag ist es wichtig, immer wieder eine Pause zu machen. Es ist die Pause, in der wir regenerieren.
Verbinde dich mit deinem Atem, verbinde deinen Atem mit achtsamen Bewegungen oder verbinde deinen Atem mit heilsamen und nährenden Gedanken!

Die Basis der hier beschriebenen Übungen ist der bewusst wahrgenommene, zugelassene Atem. Zulassen heißt hier, dass der Atem ganz von allein kommt und geht – wir nehmen ihn bewusst wahr, greifen aber nicht in den natürlichen Atemfluss ein. Indem wir unseren Atem wahrnehmen, erfahren wir, ob er tief oder flach, ruhig oder schnell ist. Und wir erleben ganz bewusst unsere Atempause, die sich nach dem Ausatmen einstellt. Dieses Kommen und Gehen des Atems ist unser Atemrhythmus, dem wir uns während der jeweiligen Übung anvertrauen. Wir erleben die Atembewegung in unserem Körper, wir spüren, wie der Brust- oder Bauchraum beim Einatmen weit wird, und wie diese Bewegung beim Ausatmen wieder zurückschwingt.
Lege deine Hände an die Stelle, an der dein

Atem deinen Körper bewegt. Spüre in diese Stelle bewusst hinein. Jetzt machst du bereits die erste Atemübung! Du verbindest deine Atemwahrnehmung mit deinem Körper, sodass eine heilsame Berührung entsteht. Probiere es doch gleich noch einmal aus!

Ein zentraler Aspekt dieser Übungsweise ist die Verbindung mit dem Atem: Alles geschieht in deinem Atemrhythmus, sodass du bei jeder Übung ganz bei dir bist. Wenn dir diese bewusste Atemweise neu ist, dann gib dir Zeit, diese kennenzulernen. Nach und nach wirst du die Erfahrung machen, dass es eine einfache Übungsweise ist.

Meine Ausbildung zur Atempädagogin/Atemtherapeutin habe ich am Institut für Atemlehre, Dr. Anne Schaeffer-Riedl in München nach der Methode: »Der Erfahrbare Atem« gemacht. In dieser Übungsweise spielen Körperübungen und das Körperempfinden eine zentrale Rolle. Zur meditativen Atemweise hat mich das Buch »Das Wunder des bewussten Atmens« des Zen-Meisters Thich Nhat Hanh inspiriert. Die Heilungsmeditationen und das heilsame Denken entwickelte ich auf meinem persönlichen Heilungsweg speziell im Kontakt mit meinen Engeln.

Die Praxis mit dem Atem kann uns Türen zu unserer Kreativität öffnen. Egal, welche Form des kreativen Ausdrucks wir auch wählen – ob Schreiben, Tanzen, Malen, Musizieren – , wir können unsere Talente mithilfe unseres Atems entdecken und vertiefen. Und besonders in schwierigen Zeiten – in Krisen, Stresssituationen oder

akuten Trauerphasen – tun wir gut daran, uns mit unserem Atem zu verbinden, um uns getragen zu fühlen und Halt zu finden.
Wenn du kontinuierlich mit deinem Atem übst, kann dies deine persönliche Entwicklung und dein Wachstum in jeder Hinsicht fördern. Die Atempraxis kann dich mit deinem inneren Lehrer in Kontakt bringen, möglicherweise wirst du deine innere Stimme, deine Intuition bewusster wahrnehmen. Wenn diese Dinge geschehen, wundere dich nicht: Wer sich darin übt, ganz bewusst zu atmen – sei es in der Ruhe oder in der Bewegung –, wird sich auf eine neue Weise spüren, wird lebendiger werden und auf neue Weise die innere und äußere Welt wahrnehmen.

Mögliche Reaktionen und Risiken

Sei dir bewusst, dass die Atmung ein sehr starkes Medium ist, mit dem du vieles in Bewegung bringen kannst. Die richtige Atmung kann die Türen zu deinem Unterbewusstsein öffnen, und es können längst vergessene Erinnerungen, Bilder oder Gefühle aufsteigen. Wenn diese Erinnerungen, Bilder oder Gefühle belastend für dich sind, kann es sinnvoll oder sogar nötig sein, dir professionelle therapeutische Hilfe zu holen.
Bei den atemgestützten Heilungsmeditationen entsteht eine starke Energie. Obwohl diese Übungen körperbezogen sind, wirkt diese Energie auf den ganzen

Menschen, denn sowohl Krankheit als auch Heilung betreffen immer das ganze Körper-Seele-Geist-System. Gefühle verschiedenster Art können hochkommen.

Bei den Bewegungsübungen ist es sehr wichtig, sie ganz achtsam durchzuführen und die eigenen Grenzen gut wahrzunehmen und zu respektieren. Jeder Schmerz ist eine Grenze, über die du nicht hinweggehen darfst. Wenn du körperliche Probleme hast, ist es ratsam, vor dem Üben deinen Arzt, Heilpraktiker oder Physiotherapeuten zu fragen. Nimm deine körperlichen Grenzen ernst, um nicht durch eine möglicherweise unpassende Übung dein Befinden bzw. deinen Gesundheitszustand zu verschlechtern.

Wenn du an einer Erkrankung der Atemwege leidest, kann eine Konzentration auf den Atem die Symptome möglicherweise verstärken. In solch einem Fall befrage unbedingt vorher deinen Arzt oder Heilpraktiker, oder besprich dich mit einem Atemtherapeuten. In jedem Fall ist hier eine Fachmeinung einzuholen. Überhaupt solltest du jedes Unbehagen – ob Unruhe, Angst, Schmerzen oder Atemprobleme – ernst nehmen und die Übung in einem solchen Fall abbrechen, denn nicht jede Übung ist für jeden Menschen zu jeder Zeit geeignet.

Wenn du mit deinem bewussten Atem übst, können sich dein Fühlen, dein Denken und deine Körperwahrnehmung verändern. Ebenso kann es sein, dass du intensiver träumst oder spontan eine spirituelle Erfahrung machst. Habe keine Scheu, dich mit diesen Themen an

einen Atemtherapeuten oder Atemlehrer zu wenden. Ein klärendes Gespräch kann dir helfen, deine Erfahrungen richtig einzuordnen und zu integrieren.
Das Üben mit deinem Atem ersetzt keine medizinischen, psychotherapeutischen oder physiotherapeutischen Behandlungen. Möglicherweise zeigt sich durch die Übungspraxis sogar, dass eine geeignete Weiterbehandlung sinnvoll oder nötig ist. Dann suche dir professionelle Hilfe. All dies liegt ganz in deiner eigenen Verantwortung. Höre auf deinen Körper, denn zu einer guten Selbstfürsorge gehört genau diese Verantwortung. Möge dein Üben gesegnet sein!

Das Üben

Atemmeditationen – Heilungsmeditationen

Die Übungen der Atem- und Heilungsmeditationen beginnen immer damit, sich mit dem Atem zu verbinden. Du sammelst dich, indem du dich auf deinen Atem konzentrierst. Hierbei atmest du – wenn möglich – durch die Nase ein und wieder aus und sprichst in Gedanken folgende Sätze in deinem Atemrhythmus:

Ich atme ein. (beim Einatmen)
Ich atme aus. (beim Ausatmen)

Wenn du einige Male diese Sätze gesprochen hast, kannst du lautlos die jeweilige Kurzform sprechen.

Kurz: EIN (beim Einatmen) – AUS (beim Ausatmen)

Du kannst aber auch weiterhin die ganzen Sätze sprechen, wenn du dich mit ihnen wohler fühlst. Es stellt sich so etwas wie ein Sprachrhythmus ein, der eine ganz eigene Wirkung hat.

Bewegungsübungen (Atemgymnastik)

Die Bewegungsübungen beginnen hingegen immer damit, sich zu dehnen. Dehne wohlig deinen gesamten Körper. Dehne deine Arme, deine Beine, und rekele all deine Glieder. Lasse das Dehnen sich weich und behaglich anfühlen. Wenn du magst, massiere anschließend deinen Körper. Dann sammle dich, indem du dich für zwei bis drei Atemzüge auf deinen Atem konzentrierst.

Übungen im Liegen: Mache es dir bequem, und sei entspannt. Lasse deine Arme seitlich neben dir ruhen. Spüre deutlich die Unterlage und wie dein Körper auf dieser liegt.

Übungen im Sitzen: Spüre deutlich den Boden unter deinen Füßen und die Sitzfläche unter dir. Überprüfe deinen aufrechten Sitz. Lasse die Schultern locker herunterhängen und die Handflächen auf deinen Oberschenkeln liegen.

Auf die genauen Übungsweisen werde ich zu Beginn jedes Kapitels noch einmal ausführlich eingehen.

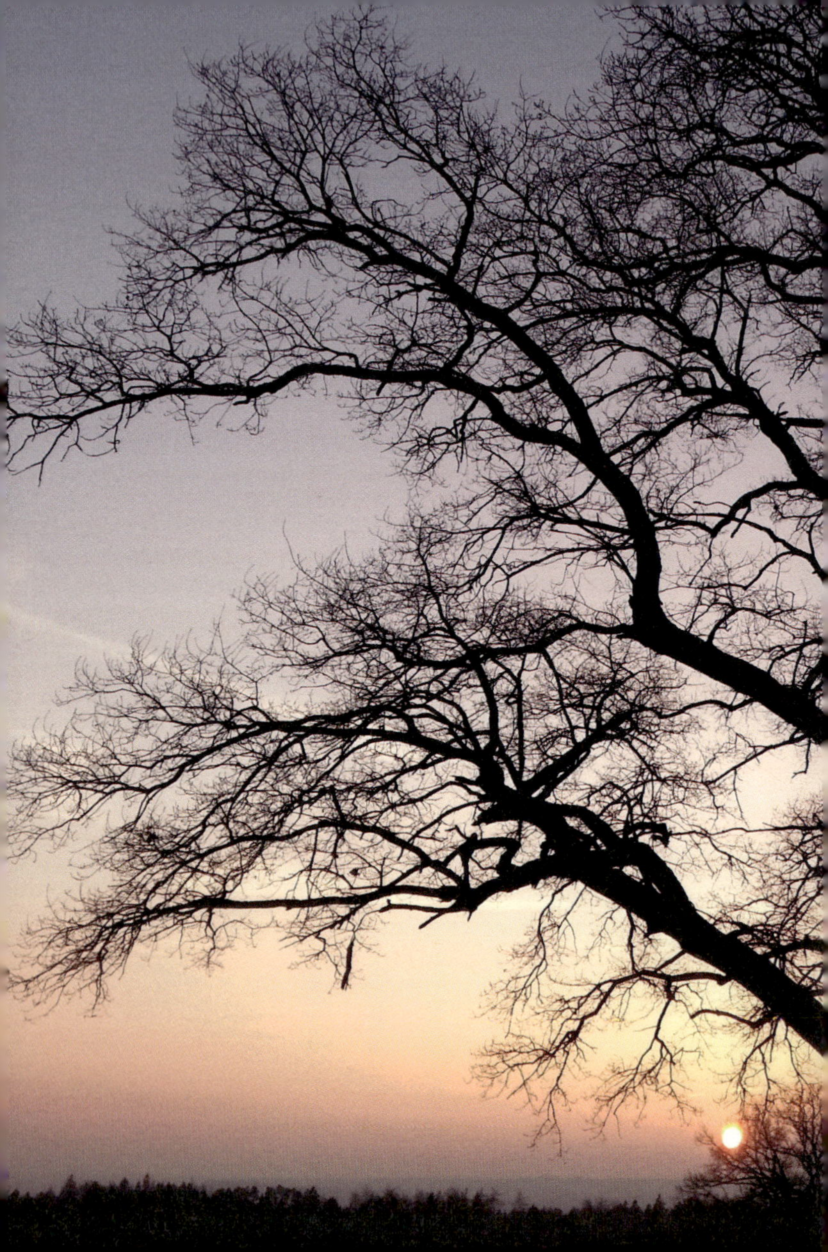

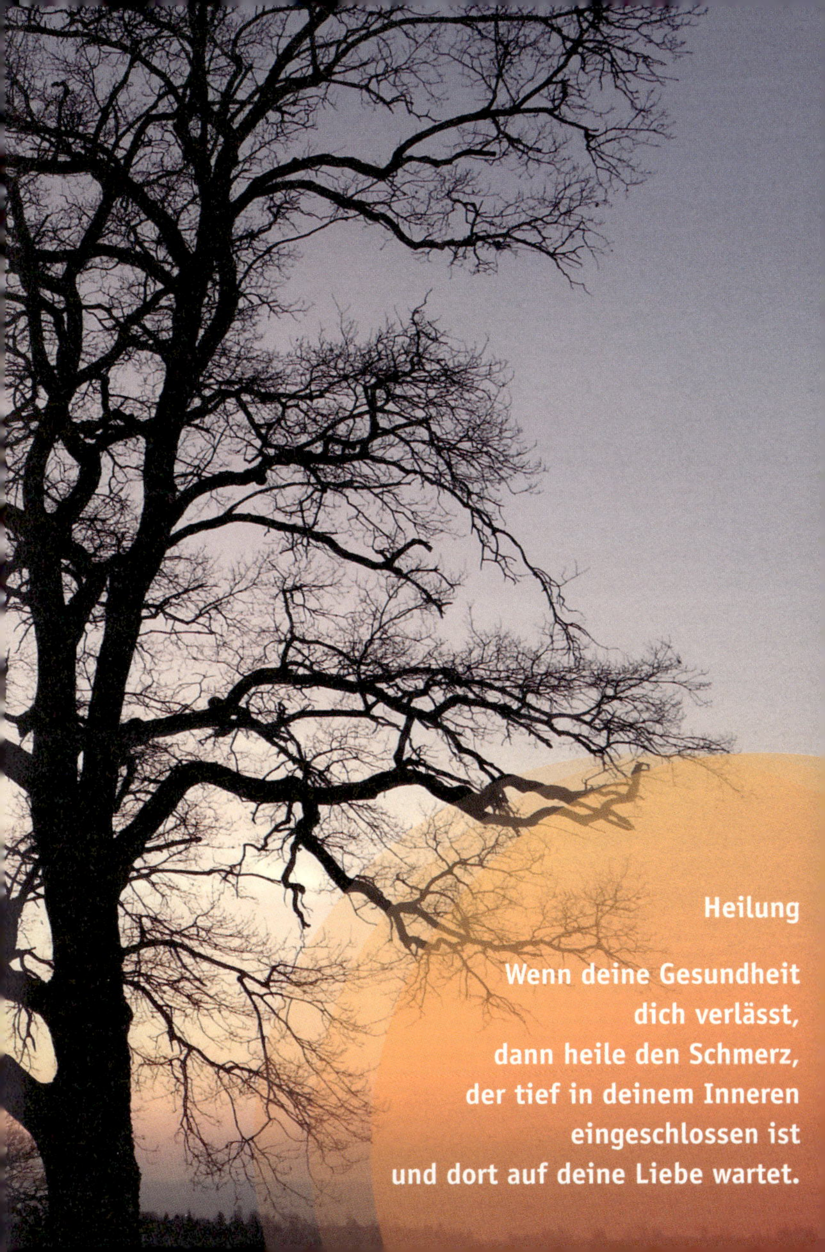

Heilung

Wenn deine Gesundheit
dich verlässt,
dann heile den Schmerz,
der tief in deinem Inneren
eingeschlossen ist
und dort auf deine Liebe wartet.

Kapitel 1: Heilsames Atmen
in Ruhe und Bewegung

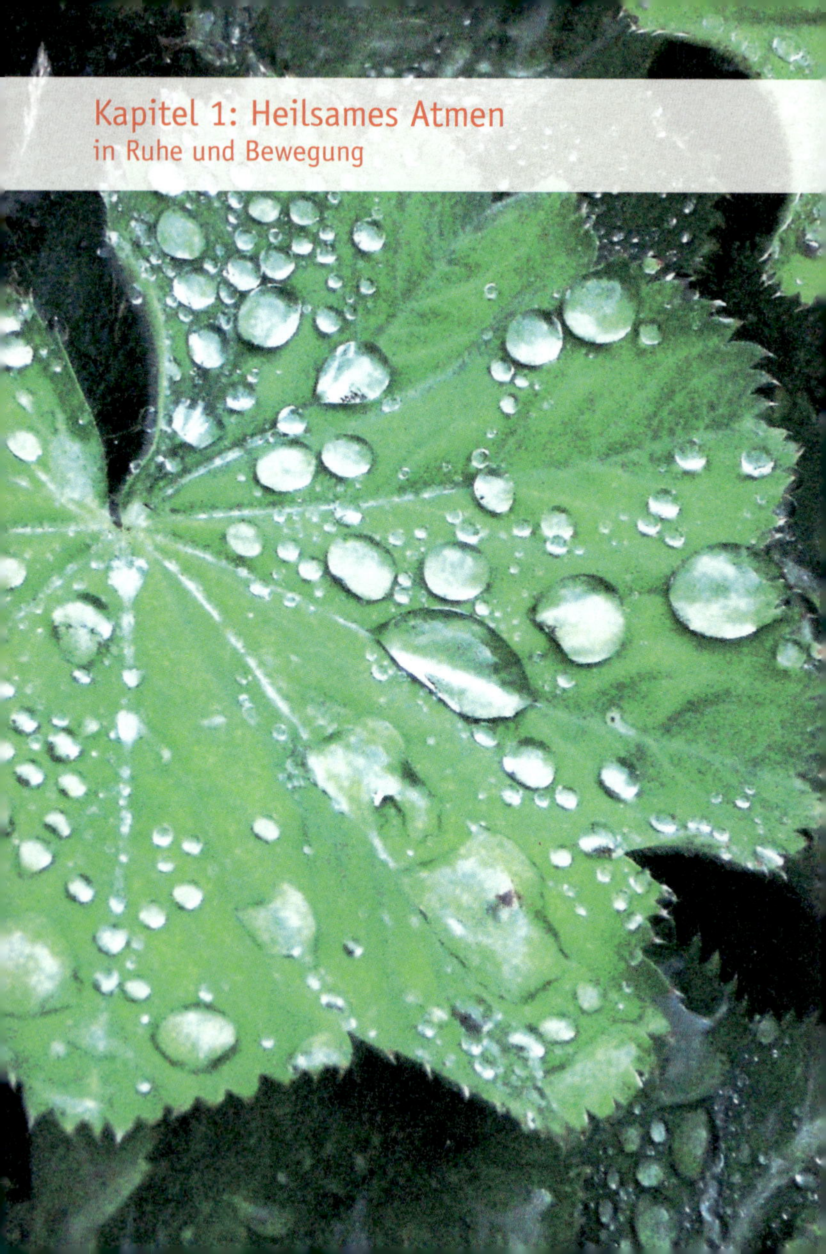

Liebe Leserin, lieber Leser,

mit diesem Kapitel meines Übungsbuches möchte ich dir einen einfachen Weg zur Pflege deiner körperlichen, seelischen und geistigen Gesundheit nahebringen. Mithilfe unseres Atems können wir in sehr vielen Situationen Entspannung, Kräftigung und innere Ruhe erfahren. Wir reduzieren Stress bzw. dessen Auswirkungen und können so eine heilsame, friedliche und liebevolle Energie in unserem Körper, unseren Gefühlen und unserem Geist erzeugen. Wir können uns an eine tiefere tragende Kraft anbinden oder den Atem selbst zu einer tragenden Kraft werden lassen.
Unseren Körper können wir mit leichten Bewegungsübungen für den Atem öffnen und so unseren Atem auf eine schöne und vielleicht neue Weise erleben. Durch das kontinuierliche Üben mit dem Atem kann es uns gelingen, unser Dasein leichter, achtsamer und tiefer zu erleben und den Atem zu einem zuverlässigen Begleiter auf unserem Weg werden zu lassen.
In diesem Kapitel findest du eine Reihe unterschiedlichster Übungen, die sich zusammensetzen aus achtsamen Bewegungsübungen, der heilsamen Berührung, dem heilsamen Tönen und Übungen des bewussten Atmens in Verbindung mit nährenden Gedanken. So

kann heilsames Atmen eine gute Selbstfürsorge für deinen Körper, deine Seele und deinen Geist werden.

Die Übungsweise

Mit deinem Atem kannst du überall meditieren, wo du willst – in der S-Bahn, in der Kirche, im Bett, bei der Arbeit in der Pause, im Park auf einer Bank, in der Badewanne mit Kerzen auf dem Wannenrand. Atemmeditationen brauchen keinen heiligen Raum, sie schaffen einen heiligen Raum in dir.

Auch vor schwierigen Situationen, z. B. vor einem Vorstellungsgespräch, einer Prüfung oder einer Behandlung beim Arzt, kannst du dich mit deinem Atem verbinden. Nimm dir Zeit, deinen Atem zu beobachten, und sprich in Gedanken: *Ein – Aus*. Dadurch wirst du gesammelter und entspannter in die jeweilige Situation gehen. In Verbindung mit deinem Atem wirst du deine Aufregung besser beherrschen können.

Du kannst dich aber auch beim Sport mit deinem Atem verbinden, z. B. beim Walken oder Joggen. Finde deinen Rhythmus, zähle die Schritte beim Ein- und beim Ausatmen. So wirst du viel einfacher deinen gesunden Rhythmus halten können.

Atem und Stille

Beobachte deinen Atem. Spüre, wie er kommt und geht. Das ermöglicht dir, in der Stille zu verweilen und immer wieder die Verbindung zu deiner inneren Quelle herzustellen. Verbinde dich einfach mit deinem Atem, und sprich in Gedanken:

Ein (beim Einatmen) – Aus (beim Ausatmen)

Verbindung von Atem und gesprochenem Wort

Wenn du die innerlich gesprochenen Worte mit deinem Atem verbindest, hat dies eine tiefe Wirkung. Mir erscheint es oft so, als würde der Atem die Worte bzw. die Energie dieser Worte tief in mein Inneres und in alle meine Zellen transportieren. Wenn du dieses Gefühl auch einmal deutlich erfahren hast, wird dir klar, wie viel Kraft Worte haben.

Wenn du mit einem Mantra meditieren möchtest, kannst du dies gern machen. Ein Mantra kann ein heiliger Vers, ein heiliges Wort oder auch nur eine einzelne heilige Silbe sein. Ganz gleich, aus welchem spirituellen Kontext dein Mantra kommt – verbinde dieses einfach mit deinem Atem. Sprich dein Mantra in deinem Atemrhythmus.

Du kannst auch mit einem Gebet meditieren. Für eine Meditation in Verbindung mit dem Atem eignet sich z. B. sehr gut das Jesus- bzw. Herzensgebet. Du sprichst:

Herr Jesus Christus, ... (beim Einatmen)
Sohn Gottes, erbarme dich meiner. (beim Ausatmen)

Dehne und rekele dich

Beginne den Tag damit, dich im Bett zu rekeln und zu dehnen. Drücke deinen Rücken sanft in die Matratze, spüre deine Schulterblätter, deine Wirbelsäule, dein Gesäß. Dehne deinen Bauch, mache dich ganz lang, und wache anschließend vollständig auf.

Wecke dein Gesicht

Setze dich auf die Bettkante, und spanne deine Gesichtsmuskeln an, indem du Grimassen ziehst. Entspanne anschließend das Gesicht wieder, und klopfe es mit den Fingerkuppen wach.

Wecke deine Füße

Du sitzt nach wie vor auf der Bettkante. Massiere nun deine Füße. Es wird ein langer Tag, und sie sollen dich sicher von Ort zu Ort tragen. Du kannst sie entweder mit deinen Händen durchkneten, oder du massierst mit einem Fuß den anderen im Wechsel.

Schmecke den Morgen – lade den Atem ein

Strecke sanft deine Zunge heraus, und lasse den Atem in dich hineinströmen. Ziehe die Zunge wieder ein, und lasse dabei den Atem herausströmen. Wiederhole dies zwei- bis dreimal.

Finde deine Balance

Stelle dich nun hin, und finde einen festen und sicheren Stand. Verlagere dein Gewicht nacheinander jeweils auf den einen und dann auf den anderen Fuß und zwar so weit, bis du die jeweilige Außenkante spürst. Wiege dich ein paarmal von der einen zur anderen Seite, dann stehe wieder einen Moment ruhig. Anschließend verlagere dein Gewicht nach vorn (auf die Zehen) und nach hinten (auf die Fersen). Die Füße bleiben dabei fest am Boden stehen, du spielst nur mit deinem Gleichgewicht. Komme nun wieder zum Stehen, finde deine Mitte und einen guten Stand.

Lasse deine Arme um den Körper schwingen

Lasse im Stehen deine Arme locker und rhythmisch um deinen Körper schwingen, und summe dazu *»mmmm«* in verschiedenen Tonlagen. Das macht wach und hebt die Laune.

Gib dir Kraft

Ein kleines Ritual, mit dem du dankbar den neuen Tag begrüßen kannst, passt sehr gut als Abschluss in diese Morgenzeremonie. Denke dir einfach einen schönen Morgengruß aus, der das Wort »Danke« enthält. Heiße so den neuen Tag willkommen, und verbinde dich mit deinen Schutzengeln.

Lächelnd den Tag begrüßen

Dir und dem neuen Tag ein Lächeln schenken

Du erwachst und rekelst dich wohlig in deinem Bett. Du spürst deinen ganzen Körper. Lege deine Hände neben dich oder auf deinen Bauch. Jetzt verbinde dich mit deinem Atem, und sprich innerlich:

Ein (beim Einatmen) – Aus (beim Ausatmen)

Einatmend spüre ich meinen Körper.
Ausatmend lächle ich meinem Körper zu.

Kurz: Körper spüren – Körper zulächeln

Lasse ein wirkliches Lächeln auf deinem Gesicht entstehen – so, als würdest du einem Menschen, den du sehr gern hast, zulächeln. Nimm dir dafür eine Weile Zeit, damit die Energie des Lächelns sich in deinem ganzen Körper ausbreiten kann. Ich könnte mir vorstellen, dass du anschließend jemandem in deiner Umgebung tatsächlich gern ein Lächeln schenken würdest – lasse dich davon nicht abhalten!

Durch das Dehnen werden wir weit und lebendig in unserem Körper. Es lösen sich Verspannungen, und unser Atem kann ungehindert in uns fließen.

Dehne deinen Körper

Setze dich auf einen Stuhl oder Hocker, der eine gerade Sitzfläche hat. Jetzt beginne, dich zu dehnen. Dehne deinen gesamten Körper – achte darauf, dass du dich nicht überdehnst. Die Dehnung sollte angenehm sein und sich weich in der Muskulatur anfühlen. Dehne deine Beine, deine Arme, und rekele dich mit deinem ganzen Körper. Dehne dich im Stehen weiter, aber spüre, wann es genug ist. Setze dich anschließend wieder hin, und halte inne. Spüre nach, wie du dich fühlst und wie dein Atem sich verhält.

Wecke deinen Körper

Beginne damit, deinen Körper achtsam und liebevoll zu massieren. Widme dich *deinen Schultern, Armen und Händen, Beinen und Füßen, deinem Gesäß, Bauch, Brustkorb, Hals, Gesicht und Kopf.* Vergiss nicht *deine Kniekehlen und Achselhöhlen.* Lasse durch deine Achtsamkeit alles zu einer heilsamen Berührung werden. Spürst du, wie gut es tut, dich selbst »in die Hände zu nehmen«? Wenn es genug ist, spüre wieder einen Moment nach, und lege die Hände an die Stelle, wo du die Atembewegung in deinem Körper spürst.

Dehne deine Beine und Leisten

Du sitzt auf einem Stuhl und streckst ein Bein schräg nach vorn. Die Ferse geht voran. Dehne das linke und das rechte Bein nun im Wechsel. Du kannst dabei deine Hand in die Leiste des jeweiligen Beines legen und so die Öffnung deiner Leisten verstärken. Ich empfehle, jedes Bein dreimal zu dehnen. Führe diese Übung im Atemrhythmus durch. Lasse mit der Dehnung den Atem einströmen, und atme aus, wenn du die Dehnung zurücknimmst. Spüre wieder kurz nach, um zu erfahren, wie du dich fühlst. So stärkst du deine Achtsamkeit.

Dehne deine Arme

Du sitzt auf einem Stuhl und streckst im Wechsel deine Arme nach oben, so, als wolltest du etwas von einem Baum herunterpflücken. Überstrecke dich nicht, lasse es sanft und im Atemrhythmus geschehen. Spüre nach etwa fünf Armdehnungen wieder aufmerksam nach.

Verschaffe deinem Rumpf und Rücken Beweglichkeit

Lege dich auf einen Teppich oder eine Matte entspannt hin. Ziehe dein Kinn etwas zum Brustbein, deine Arme lässt du im 90-Grad-Winkel seitlich neben dir ruhen. Stelle deine Füße auf, die Knie zeigen nach oben. Jetzt lasse die Knie langsam zur einen Seite fallen, bis sie den Boden berühren. Richte sie wieder auf, und lasse sie zur anderen Seite fallen. Der Oberkörper bleibt gerade auf dem Boden liegen. Deinen Kopf kannst du dabei in die jeweils entgegengesetzte Richtung drehen, oder du lässt ihn in der Ausgangsposition liegen. Verbinde diese Bewegung mit deinem Atem. Lege die Knie ab, während du einatmest, und lasse den Atem ausströmen, wenn du sie wieder aufrichtest. Führe diese Bewegung dreimal auf jeder Seite aus, dann lasse die Beine wieder gerade nach unten gleiten. Bleibe noch ein wenig zum Nachspüren liegen.

Lasse deine Gelenke kreisen

Diese Übung kannst du liegend, sitzend oder stehend durchführen. Bewege kreisend deine Gelenke: Hebe zunächst einen Arm, und mache mit deinem Hand-, Ellenbogen- und Schultergelenk kreisende Bewegungen. Zuerst jedes Gelenk für sich, dann alle drei gleichzeitig. Wechsele danach den Arm. Das Gleiche machst du mit deinen Beinen. Hebe ein Bein, und lasse dein Fuß-, Knie- und Hüftgelenk kreisen. Zunächst einzeln, dann alle drei gleichzeitig. Wechsele anschließend das Bein, und lasse es so lange kreisen, wie es für dich angenehm ist.

Im Liegen kannst du die Gelenke von Armen und Beinen gleichzeitig kreisen lassen. Im Sitzen ist es sehr interessant, wenn du jeweils mit dem Arm der einen und dem Bein der anderen Seite die kreisende Bewegung diagonal ausführst. Anschließend spüre gut nach. Wenn die Gelenke sich lockern, kann das körperlich und emotional zu spüren sein.

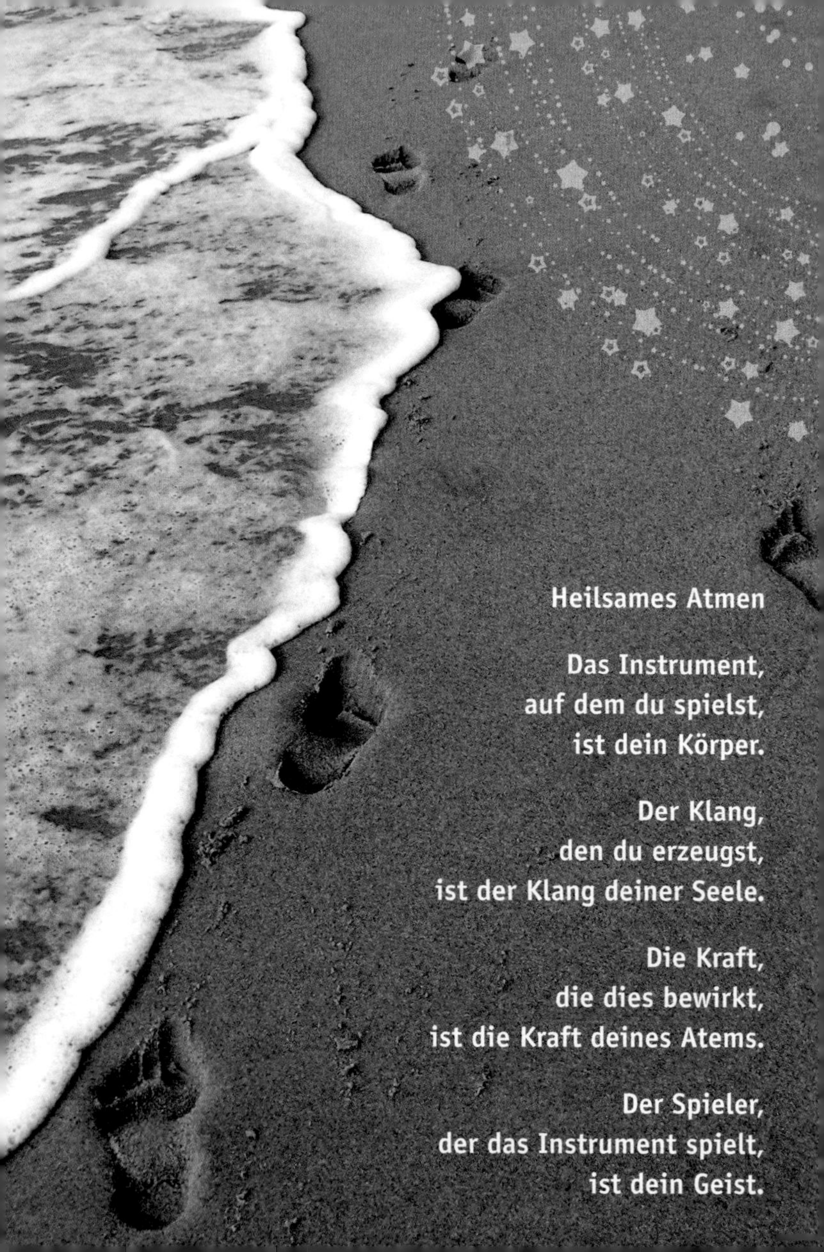

Heilsames Atmen

Das Instrument,
auf dem du spielst,
ist dein Körper.

Der Klang,
den du erzeugst,
ist der Klang deiner Seele.

Die Kraft,
die dies bewirkt,
ist die Kraft deines Atems.

Der Spieler,
der das Instrument spielt,
ist dein Geist.

Hebe deine Schultern

Diese Übung kannst du im Stehen oder Sitzen durchführen: Hebe deine Schultern in Richtung deiner Ohren, und lasse sie sogleich wieder hinuntersinken. Lasse danach deine Schultern einige Male nach vorn und einige Male nach hinten kreisen. Spüre gut nach.

Lasse dein Becken kreisen

Stelle dich hin, die Füße hüftbreit auseinander. Bewege dein Becken kreisend in die eine und dann in die andere Richtung. Spüre anschließend im Stehen nach.

Schenke deinem Gesicht eine heilsame Berührung

Du sitzt auf einem Stuhl und streichst mit deinen Händen über *dein Gesicht, deine Wangen, deine Augen, deine Nase, deine Ohren, deinen Mund, deinen Haaransatz*. Lasse dies durch deine Achtsamkeit zu einer heilsamen Berührung werden. Verbirg anschließend dein Gesicht ganz in deinen Händen. Verweile einen Moment, und lasse deinen Atem ein- und ausströmen.

Lockere deine Zunge

Spiele mit deiner Zunge im Mund herum, lasse sie z. B. an deinen Zähnen entlanggleiten. Strecke sie danach ein paarmal heraus, indem du diese Bewegung mit einem tönenden *»Bääähh«* begleitest. Lasse die Zunge anschließend locker im Mund liegen.

Gähne genüsslich

Öffne deinen Mund so weit, wie es für dich angenehm ist. Lasse deine Mundhöhle weit werden. Gähne! Spüre, wie dein Körper dabei im Innen weit wird. Wiederhole das Gähnen ein paarmal.

Bewege und entspanne deine Augen

Lasse deine Augen kreisen, bewege sie einige Male linksherum, dann rechtsherum. Anschließend lege deine Hände auf die Augen, und stelle dir vor, wie deine Augen sich in den Augenhöhlen ausruhen.

Gehen im Atem: Den Boden spüren

Gehe im Atem (zu Hause)

Bevor du losgehst, massiere deine Füße. Mache nun immer *einen Schritt beim Einatmen und einen Schritt beim Ausatmen*. Achte darauf, dass deine Schritte sich deinem Atemrhythmus anpassen, nicht umgekehrt. Du würdest sonst nur deinen Atem beschleunigen – die Übung soll dich aber *ent*schleunigen. Lasse dir so viel Zeit, wie du brauchst. Der richtige Rhythmus wird sich einstellen. Wirksamkeit braucht Zeit.

Gehe im Atem (draußen)

Die zuvor beschriebene Atemübung kannst du auch draußen machen: in der Natur, auf der Straße oder auf einem Bahnsteig. Probiere einfach aus, zu welchen

Situationen sie passt. Auf dem Bahnsteig (da sind es kurze Wege) könntest du z. B. auf- und abgehen und dabei *zwei Schritte beim Einatmen und zwei Schritte beim Ausatmen* machen. Du wirst sehen, wie schnell die Zeit vergeht und plötzlich dein Zug einfährt.

Gehe einen längeren Weg

Wenn du diese Übung während eines längeren Weges machen möchtest, dann mache *drei Schritte beim Einatmen und drei Schritte beim Ausatmen*. Du kannst aber auch *drei Schritte beim Einatmen und vier Schritte beim Ausatmen* machen. Dies hängt von der Länge deines Ausatems ab. Probiere es aus, mache dich auf den Weg, und genieße diese Art des bewussten Gehens.

Entspannung und innere Ruhe

Entspanne dich im Liegen

Du liegst bequem auf einem Bett, einem Sofa oder auf dem Boden. Nimm dir Zeit, und sorge für Ruhe um dich herum – du solltest nicht gestört werden. Dehne dich wohlig in deinen Körper hinein. Beobachte deinen Atem, verbinde dich mit ihm, und sprich in Gedanken:

Ein (beim Einatmen) – Aus (beim Ausatmen)

Beginne nun eine Reise durch deinen Körper:

Einatmend spüre ich mein Gesicht.
Ausatmend entspanne ich mein Gesicht.

Kurz: Gesicht spüren – Gesicht entspannen

Einatmend spüre ich meinen Nacken.
Ausatmend entspanne ich meinen Nacken.

Kurz: Nacken spüren – Nacken entspannen

So gehst du weiter durch deinen ganzen Körper: *Arme, Hände, Brustkorb, Bauch, Rücken, Gesäß und Becken, Beine, Füße* – sprich jedes Körperteil mindestens dreimal an, damit sich eine gute Wirkung einstellt. Schließe dann die Übung ab:

Einatmend spüre ich meinen ganzen Körper.
Ausatmend entspanne ich meinen ganzen Körper.

Kurz: ganzen Körper spüren – ganzen Körper entspannen

Heilsame Berührung: In die Hände atmen

Du legst deine Hände spontan an eine Stelle deines Körpers, an der dir diese Berührung guttut. Wende

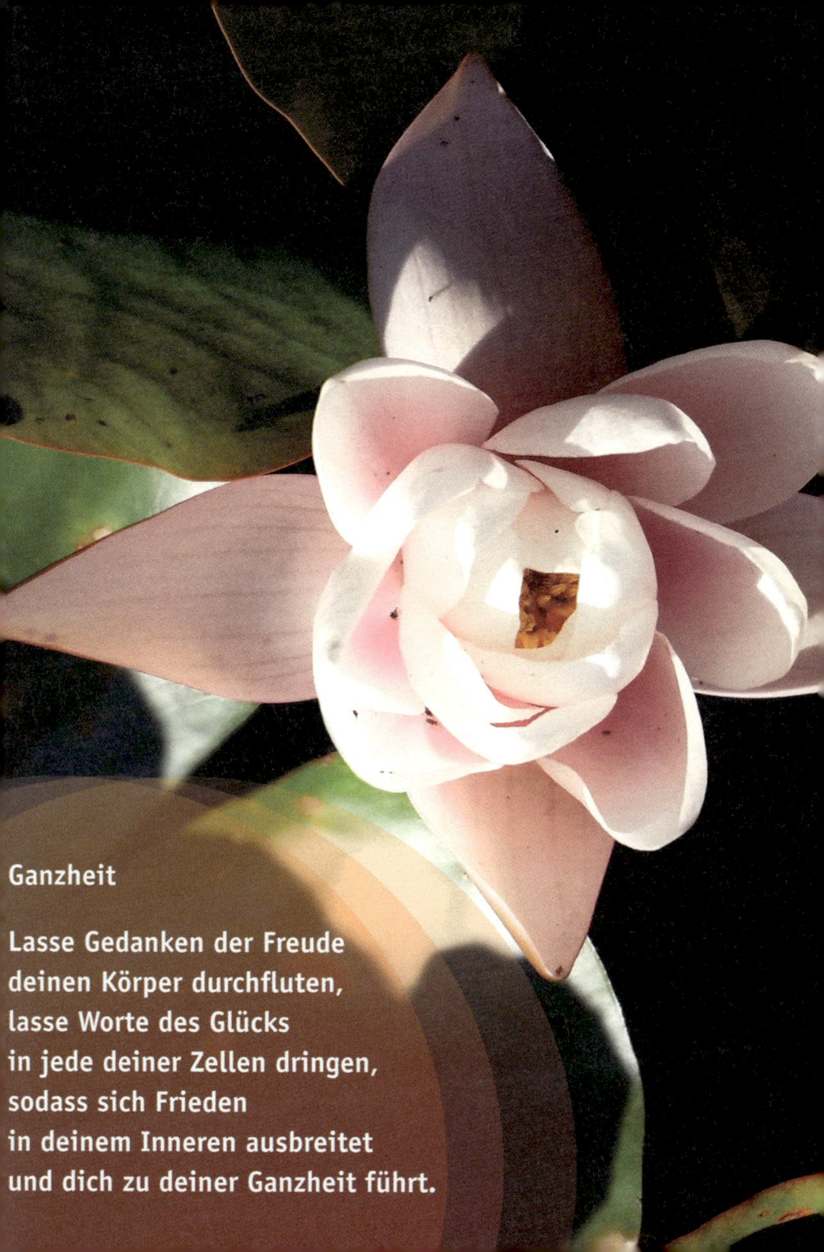

Ganzheit

Lasse Gedanken der Freude
deinen Körper durchfluten,
lasse Worte des Glücks
in jede deiner Zellen dringen,
sodass sich Frieden
in deinem Inneren ausbreitet
und dich zu deiner Ganzheit führt.

dich ihr mit deiner ganzen liebevollen Aufmerksamkeit zu. Atme ein, und stelle dir vor, wie dein Atem in deine Hände und zu der Stelle deines Körpers strömt. Besonders wenn du Schmerzen hast, kann es hilfreich und lösend sein, deine Hände sanft auf die betroffene Stelle zu legen, deine liebevolle Aufmerksamkeit dort zu sammeln und in die Hände zu atmen. Dies kannst du an jeder Stelle deines Körpers machen. Lege einfach deine Hände auf, atme in sie hinein, und lasse so eine heilsame Berührung entstehen.
Nicht zuletzt kannst du dir auch an Stellen, wo deine Hände nicht hingelangen (z.B. dein oberer Rückenbereich), ein paar liebevolle Hände *vorstellen* und in diese hineinatmen. Genauso kannst du auch verfahren, wenn du deine Arme bzw. Hände nicht schmerzfrei zu einer bestimmten Stelle bewegen kannst. Die Vorstellung allein ist schon eine starke Kraft – nutze sie!

Bauch

Du liegst entspannt auf dem Rücken, deine Hände ruhen auf dem Bauch. Atme in deine Hände hinein. Lasse dir dabei Zeit. Du wirst den Atem unter deinen Händen spüren, was sehr beruhigend und wohltuend wirkt.

Nierenbereich

Du sitzt auf einem Stuhl und legst deine Hände auf deinen Rücken und zwar auf den Bereich deiner Nieren. Du kannst dies aber auch mit deinen Handrücken machen, wenn du deine Schultern nicht zu stark verdrehen möchtest. Atme ein, und stelle dir wieder vor, wie dein Atem in deine Hände und zu der Stelle deines Körpers strömt.

Leisten und Flanken

Auf die gleiche Weise kannst du deine Hände in deine Leisten oder auch in deine Flanken bzw. Seiten legen und auch hier in sie hineinatmen. Der Atem wird deinen Händen folgen, und dein Körper wird, indem er sich für deinen Atem öffnet, lebendiger.

Heilsames Tönen

Beziehe auch deine Stimme aktiv in deine Übungen mit ein. Wende dich mit deiner ganzen Aufmerksamkeit einem schmerzenden oder kranken Bereich deines Körpers zu. Konzentriere dich auf diese Stelle, und lege deine Hand dorthin.

Heilsames Tönen im Schmerzbereich

Spüre bei dieser Übung deinen Atemrhythmus und den Schmerz in deinem Körper. *Beim Einatmen lächelst du deinem Schmerz liebevoll zu. Beim Ausatmen tönst du aus deinem Schmerz heraus.* Lasse den Ton zu, der aus diesem Bereich herauskommen will. Bewerte ihn nicht, und habe keine Angst vor schiefen Tönen. Manchmal kann aus dem Ton auch ein Wort werden, das wiederum eine Botschaft für dich enthalten kann. Öffne dich dieser Botschaft, aber suche nicht nach ihr. Lasse sie entstehen.

Heilsames Tönen im Wohlfühlbereich

Spüre im nächsten Schritt, wo sich in deinem Körper ein richtiger Wohlfühlbereich befindet. Wende dich ihm mit deiner liebevollen Aufmerksamkeit zu. Wenn es dir bequem möglich ist, lege auch deine Hand an diese Stelle.

Konzentriere dich auf deinen Atemrhythmus und auf deinen Wohlfühlbereich in deinem Körper. *Beim Einatmen lächelst du deinem Wohlfühlbereich liebevoll zu. Beim Ausatmen tönst du aus deinem Wohlfühlbereich heraus.* Genieße diesen Ton. Erlebe, wie sich die Schwingung in deinem ganzen Körper ausbreitet. Lasse anschließend den Ton langsam ausklingen.

Diese Übung erzeugt sehr viel Energie, weswegen sie vor dem Einschlafen ungeeignet ist, da sie dich wach machen könnte. Probiere sie aus, und mache deine Erfahrungen. Nimm dir bei dieser Übung genügend Zeit. Schließe keine anderen Übungen an, sondern lasse diese Übung in Ruhe ausschwingen.

Sorge für Entspannung und Lösung

Du liegst im Bett und dehnst und rekelst dich. Dann stellst du im Liegen deine Füße auf. Du lässt langsam ein Bein die Matratze hinuntergleiten – so, als hättest du Rollen unter deiner Ferse. Lasse das Bein los, aber lasse es nicht fallen, sei mit deiner Aufmerksamkeit bei deinem Bein. Wenn das eine Bein liegt, folgt das andere. Danach stellst du sie nacheinander wieder auf. Wiederhole diese Übung einige Male. Sie wirkt entspannend und lösend. Lege anschließend deine Hände auf deinen Bauch, und spüre deine Atembewegung. Atme bewusst in deine Hände hinein.

Beruhige deinen Körper

Verbinde dich mit deinem Atem, und sprich innerlich:

> Ein (beim Einatmen) – Aus (beim Ausatmen)
>
> Einatmend beruhige ich meinen Körper.
> Ausatmend entspanne ich meinen Körper.
>
> Kurz: Körper beruhigen – Körper entspannen

Gönne dir diese beruhigende Übung vor dem Einschlafen. Wenn du trotzdem nicht einschlafen kannst, so entspannst und regenerierst du dich dennoch auf diese Weise.

Kapitel 2: Atemmeditationen

für innere Ruhe, Gelassenheit und Stabilität

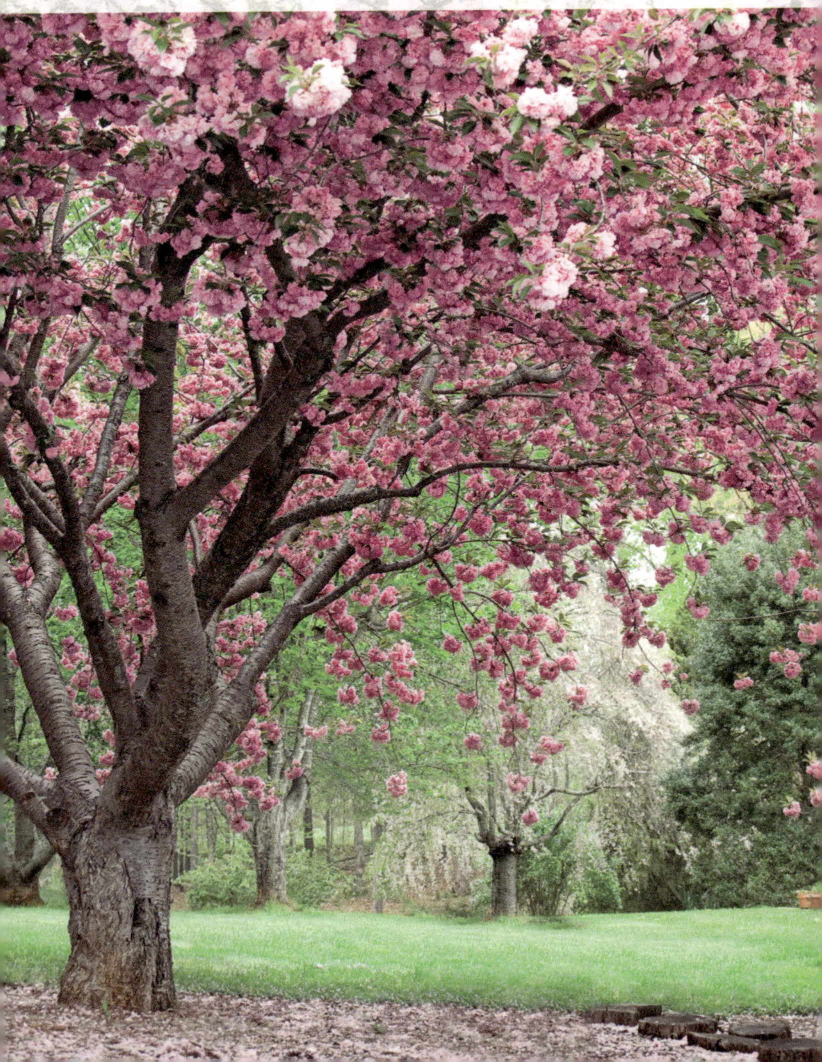

Liebe Leserin, lieber Leser,

mit diesen leichten, aber wirkungsvollen Atemmeditationen möchte ich dich zu einer Atempause einladen. Vielleicht bist du mit der Übungsweise vertraut und suchst nach neuen Anregungen, vielleicht ist sie dir aber auch neu, und du wünschst dir eine Übungspraxis, die dir zu mehr innerer Ruhe und Gelassenheit verhilft. Diese Übungen sind für beide Fälle geeignet – sie sind einfach, gehen aber ganz tief und können dich so auf deinem Weg zur Ganzheit begleiten.

Die Übungsweise

Beim Üben verbinden wir die Kraft unseres Atems mit der Kraft unseres Geistes zu einer meditativen und heilsamen Atemweise. Körper, Seele und Geist können zu einer Einheit werden. Das kontinuierliche Üben kann uns in die Qualität des Seins führen. Wir verbinden unser bewusstes Atmen mit innerlich gesprochenen Sätzen, die wir im Rhythmus unseres Atems wiederholen, bis wir eine gute Wirkung spüren. Dann fahren wir mit den nächsten Sätzen fort. So nähren wir uns – unseren Körper, unsere Seele, unseren Geist – mit positiven Informationen und erzeugen eine heilsame Energie, die unser körperliches, seelisches und geistiges Wohlbefinden nachhaltig stärkt.

Heilung – Frieden – Harmonie

Gesundheit und ein harmonisches, friedvolles Innenleben hängen eng miteinander zusammen. Einerseits fördert eine innere Ausgeglichenheit die Gesundheit, andererseits können in einem entspannten Körper, der sich mehr und mehr in Harmonie befindet, die heilenden Kräfte besser fließen und kraftvoller wirken – und so vor allem bei einer Krankheit sehr heilsam sein. Verbinde dich mit deinem Atem, und sprich in Gedanken:

Ein (beim Einatmen) – Aus (beim Ausatmen)

Einatmend fühle ich mich ruhig.
Ausatmend fühle ich mich entspannt.

Kurz: ruhig – entspannt

Einatmend durchströmt mich Heilung.
Ausatmend durchströmt mich Kraft.

Kurz: Heilung – Kraft

Einatmend erfüllt mich Frieden.
Ausatmend erfüllt mich Harmonie.

Kurz: Frieden – Harmonie

Wohlbefinden und Sicherheit

Um uns sicher zu fühlen, reicht es schon, einen sicheren Ort in uns selbst, in unserem Körper entstehen zu lassen. Einen Ort, an dem eine Sicherheit herrscht, die nicht von äußeren Bedingungen abhängig ist, und den wir in guten wie in schlechten Zeiten aufsuchen können. Diesen sicheren Ort können wir uns mithilfe einer Meditation erschaffen. Verbinde dich mit deinem Atem, und sprich in Gedanken:

Ein (beim Einatmen) – Aus (beim Ausatmen)

Einatmend nehme ich meinen Körper bewusst wahr.
Ausatmend entspanne ich meinen Körper.

Kurz: Körper wahrnehmen – Körper entspannen

Einatmend fühle ich mich in mir wohl.
Ausatmend fühle ich mich in mir sicher.

Kurz: wohlfühlen – sicher fühlen

Nimm deinen Körper bewusst wahr, und lasse dich vom Atem tragen.

Zurück zur Quelle

Wenn dich nichts mehr trägt
und niemand dich mehr hält,
dann lasse deinen Atem diese Leere füllen.

Denn jeder Atemzug
kann dich immer wieder
mit deiner Göttlichen Quelle verbinden.

Die Energie des Lächelns

In den Schriften des großen Zen Meisters Thich Nhat Hanh stieß ich wiederholt auf das, wie ich es nenne, meditative Lächeln. Probiere auch du es aus: Lächle dir zu. Lächle deinem Körper so zu, wie du einem lieben Freund, einer lieben Freundin, einem geliebten Menschen zulächeln würdest. Sei dir selbst dieser geliebte Mensch, dem du ein Lächeln schenkst, und lasse ein wirkliches Lächeln auf deinem Gesicht entstehen. Verbinde dich mit deinem Atem, und sprich in Gedanken:

Ein (beim Einatmen) – Aus (beim Ausatmen)

Einatmend beruhige ich mich.
Ausatmend entspanne ich mich.

Kurz: beruhigen – entspannen

Einatmend lächle ich meinem Körper zu.
Ausatmend lächle ich meinem inneren Wesen zu.

Kurz: Körper zulächeln – mir zulächeln

In der Mitte ruhen und Sorgen loslassen

Wenn wir in unserer Mitte ruhen, sind wir in der Lage, Ängste und Sorgen – zumindest für eine Weile – loszulassen. Im Laufe der Zeit und mit regelmäßigem Üben können unsere Ängste kleiner werden und unsere Sorgen ihre belastende Wirkung verlieren. Entwickele auch du immer mehr Gelassenheit. Verbinde dich mit deinem Atem, und sprich in Gedanken:

Ein (beim Einatmen) – Aus (beim Ausatmen)

Einatmend ruhe ich in meiner Mitte.
Ausatmend lasse ich Sorgen und Ängste los.

Kurz: ich ruhe – ich lasse los

Einatmend erfüllt mich Ruhe.
Ausatmend erfüllt mich Gelassenheit.

Kurz: Ruhe – Gelassenheit

Getragen- und Geborgensein

Nicht jeder Mensch hat als Kind wirkliche Geborgenheit erfahren, ist behütet aufgewachsen und durfte sich getragen fühlen. Es ist aber möglich, diese Geborgenheit in sich selbst, im tiefsten eigenen Wesen oder in Gott zu finden. Dies kann eine wahrhaft heilsame Erfahrung für dich sein. Verbinde dich liegend mit deinem Atem, und sprich in Gedanken:

Ein (beim Einatmen) – Aus (beim Ausatmen)

Einatmend spüre ich meinen ganzen Körper.
Ausatmend entspanne ich meinen ganzen Körper.

Kurz: Körper spüren – Körper entspannen

Einatmend spüre ich den Boden, der mich trägt.
Ausatmend lasse ich mich vom Boden tragen.

Kurz: Boden spüren – mich tragen lassen

Einatmend durchströmt mich universelle Liebe.
Ausatmend bin ich in dieser Liebe geborgen.

Kurz: von Liebe durchströmt – in Liebe geborgen

Atem – Grenzen – Gleichgewicht

Wenn wir uns unter Druck setzen, immer mehr leisten zu müssen, als gut für uns ist, wenn wir Dinge zulassen oder uns mit Menschen umgeben, die uns nicht guttun, sind das Anzeichen dafür, dass wir unsere Grenzen nicht wahrnehmen oder achten. Diese Übung kann dir dabei helfen, ein Gespür für deine Grenzen zu entwickeln und dein inneres Gleichgewicht zu stärken. Verbinde dich mit deinem Atem, und sprich in Gedanken:

Ein (beim Einatmen) – Aus (beim Ausatmen)

Einatmend fühle ich mich ruhig.
Ausatmend fühle ich mich ausgeglichen.

Kurz: ruhig – ausgeglichen

Einatmend nehme ich meine Grenzen bewusst wahr.
Ausatmend stimme ich meinen Grenzen zu.

Kurz: Grenzen wahrnehmen – Grenzen zustimmen

Einatmend ruhe ich in meiner Mitte.
Ausatmend bin ich im Gleichgewicht.

Kurz: Mitte – Gleichgewicht

Den Geist zur Ruhe kommen lassen

Ein unruhiger Geist kommt nur schwer von allein zur Ruhe. Ständig ist er unterwegs und ruht nur selten in sich selbst. Es braucht eine Praxis, mit der wir ihn beruhigen können. Die folgende Übung kann dabei sehr hilfreich sein. Verbinde dich mit deinem Atem, und sprich in Gedanken:

Ein (beim Einatmen) – Aus (beim Ausatmen)

Einatmend beruhige ich meinen Körper.
Ausatmend entspanne ich meinen Körper.

Kurz: Körper beruhigen – Körper entspannen

Einatmend beruhige ich meinen Geist.
Ausatmend zentriere ich meinen Geist.

Kurz: Geist beruhigen – Geist zentrieren

Atem und Stille

Was immer du auch im Laufe eines Tages tust, wie bedeutend deine Aufgaben auch sein mögen – wichtig ist, dass du immer wieder in deine Mitte zurückkehrst, damit du dich nicht verausgabst. Hierbei kann dir dein Atem ein wichtiger Helfer sein. Mache eine Atempause, und kehre immer wieder vollkommen zu dir selbst zurück.

Richte deine ganze Aufmerksamkeit auf deinen Atem. Beobachte, wie er von allein kommt und von allein geht. Lasse die Pause nach dem Ausatmen zu. Sei dir dieses Vorgangs bewusst, aber greife nicht ein und verändere nicht deinen Atem. Lasse ihn einfach fließen, alles ist gut, so, wie es ist. Gedanken kommen und gehen, Gefühle steigen auf und ebben wieder ab – wehre dich nicht gegen sie, aber halte sie auch nicht fest. Nimm sie einfach nur wahr, und lasse sie anschließend gehen. Richte dann deine Aufmerksamkeit wieder ganz auf deinen Atem. Schwinge innerlich im Rhythmus deines Atems:

Ein – Aus. Ein – Aus. Ein – Aus. Ein – Aus.

Gelassenheit

Wie auch immer das Leben
sich dir gerade zeigt,
ob beschwerlich oder freundlich,
ob es dich stark fordert,
oder dich auf Händen trägt,
alles unterliegt dem Wandel der Zeit.
So, wie der Rhythmus deines Atems,
ist es ein Kommen und Gehen.
Also atme –
und übe dich in Gelassenheit.

Kapitel 3: Atemgestützte Heilungsmeditationen

für einen heilsamen Umgang mit Schmerz und Krankheit

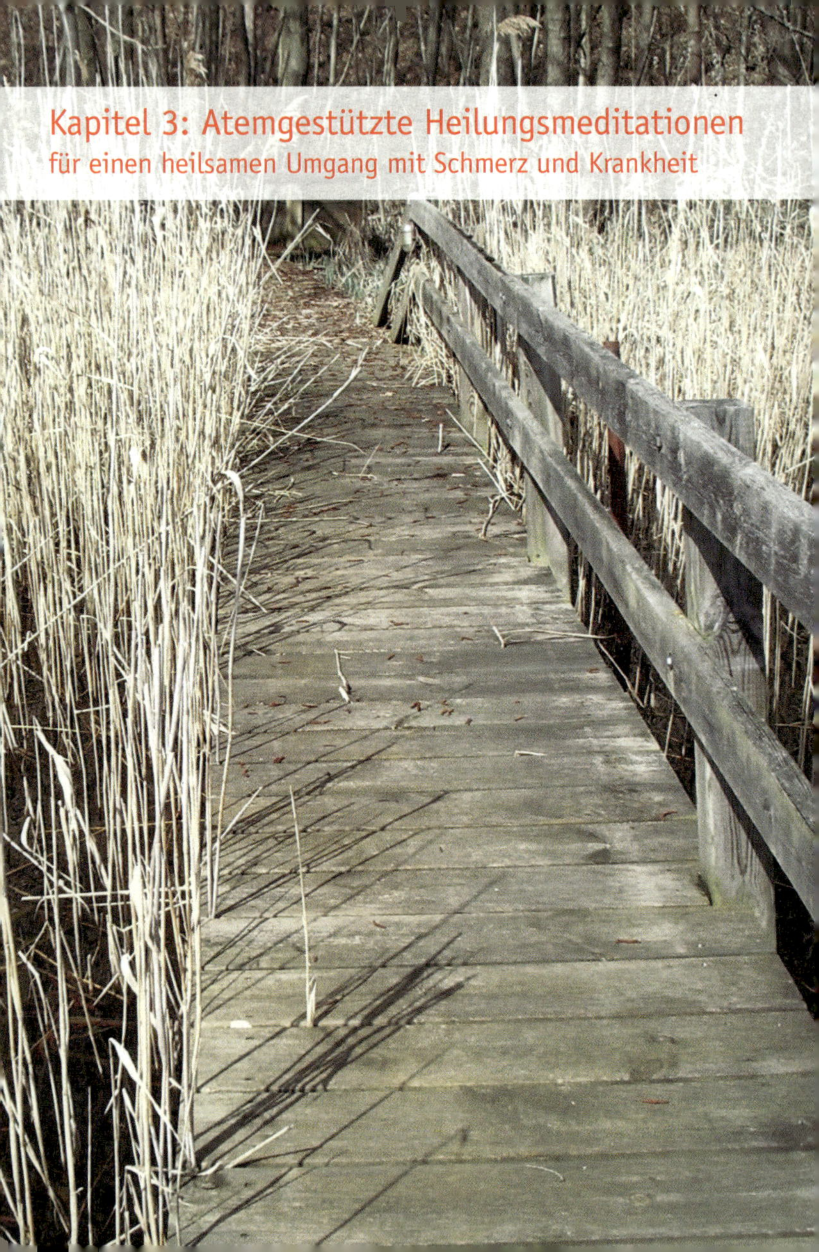

Liebe Leserin, lieber Leser,

tief im Inneren bist du heil. Mit diesem Kapitel und den darin beschriebenen Übungen lade ich dich zu einem heilsamen Umgang mit Schmerz und Krankheit ein. Gerade chronische Schmerzen, langwierige oder lebensbedrohliche Erkrankungen verändern unser Leben nachhaltig. Damit zurechtzukommen, den Beschwernissen und den möglichen Veränderungen zuzustimmen, ist oft ein schwieriger Prozess, der uns durch Phasen der Ohnmacht, Verzweiflung und Trauer führt. Auch deshalb ist es mir eine Herzensangelegenheit, dir mit den beschriebenen Übungen eine Möglichkeit zu zeigen, mit Krankheit und Schmerzen heilsam umzugehen bzw. mit dir eine heilsame Sicht auf Krankheit zu teilen – denn tief in deinem Inneren bist du, sind wir, zu jeder Zeit heil. Und meines Erachtens geht es auf unserer Lebensreise genau um dieses Heilsein.

Heilungsmeditation und Gefühle

Unser Körper ist dankbar für die liebevolle Zuwendung, die wir ihm während der Übungen zuteilwerden lassen. Das zeigt sich oftmals in einem Gefühl tiefer Freude und Zufriedenheit. Aber auch Gefühle der Trauer können in unserem Körper hochkommen. Verdränge diese Gefühle nicht, sondern lasse sie zu und nimm sie als einen Akt der Heilung an, den diese Übungsweise dir schenkt. Wenn du noch Unterstützung brauchst, um etwas in dir zu heilen, scheue dich nicht, dir diese Hilfe bei einem Therapeuten, Mediziner oder Atemlehrer zu holen. Auch das ist ein heilsamer und liebevoller Umgang mit dir selbst.

Die Übungsweise

Die atemgestützte Heilungsmeditation ist eine Übungsweise, die es dir ermöglicht, aktiv körperliche und seelische Heilungsprozesse zu fördern. Ich möchte allerdings noch einmal darauf hinweisen, dass Heilungsmeditationen keine medizinische oder naturheilkundliche Hilfe ersetzen. Sie sind nur eine weitere Möglichkeit, Heilungsprozesse anzuregen und zu unterstützen.
Die Übungen werden in bequemer Kleidung im Sitzen oder Liegen durchgeführt. Die Dauer einer Übungseinheit liegt ganz allein bei dir. Du bestimmst nach deinem Gefühl, wie lange du bei einem Übungsabschnitt bleiben und wie viele Übungsabschnitte du zu einer Übungseinheit verbinden möchtest. Wichtig ist jedoch, dass du dir genügend Zeit nimmst und einen Ort wählst, an dem du dich wohlfühlst und ungestört bist.

Durch die Verbindung mit dem Atem aktivierst du deine Heilungsenergie. Diese Energie lenkst du direkt in die Bereiche deines Körpers, die genau diese Energie benötigen. Auch wenn wir uns bei den Übungen gezielt auf unseren Körper ausrichten, so sprechen die Übungen uns immer als ganzen Mensch an, als ein Wesen aus Körper, Seele und Geist. Die Übungen wirken auf unser ganzes System, denn – ganz gleich, wohin wir unsere Aufmerksamkeit richten – alle Bereiche unseres Körpers sind von unserem Geist und unserer Seele erfüllt.

Innere Ruhe dient der Regeneration

Atmen und zur Ruhe kommen

Verbinde dich mit deinem Atem, und sprich innerlich:

Ein (beim Einatmen) – Aus (beim Ausatmen)

Einatmend fühle ich mich ruhig.
Ausatmend fühle ich mich friedlich.

Kurz: ruhig - friedlich

Betrachtung: Krankheit ist kein persönliches Versagen, genauso wie auch Gesundheit kein persönlicher Verdienst ist. In beidem liegt die Aufgabe, das Leben ganz anzunehmen und das zu werden, was du vom Wesen her bist.

Den Körper wahrnehmen und entspannen
Regelmäßige Entspannung ist eine wichtige Voraussetzung für unser Wohlbefinden und unsere Gesundheit. Reise in der folgenden Übung mit deiner ganzen Aufmerksamkeit durch deinen Körper, um jedes Körperteil bewusst zu entspannen. Verbinde dich zuerst mit deinem Atem, und sprich in Gedanken:

> Ein (beim Einatmen) – Aus (beim Ausatmen)
>
> Einatmend nehme ich mein Gesicht bewusst wahr.
> Ausatmend entspanne ich mein Gesicht.
>
> Kurz: Gesicht wahrnehmen – Gesicht entspannen
>
> Einatmend nehme ich meinen Kopf bewusst wahr.
> Ausatmend entspanne ich meinen Kopf.
>
> Kurz: Kopf wahrnehmen – Kopf entspannen

Auf diese Weise gehst du mit deiner Aufmerksamkeit weiter *zum Hals, Nacken, zu den Schultern, Armen und Händen, zum Brustkorb, Bauch, Rücken, Gesäß und Becken, zu den Beinen und Füßen.* Sprich jeden Bereich deines Körpers direkt an, nimm deinen Körper wahr, und entspanne dich. Am Ende der Übung ist es wichtig, dass du deinen Körper wieder als ein Ganzes erkennst. Anschließend beende diese Übung:

Einatmend nehme ich meinen ganzen Körper wahr.
Ausatmend ist mein ganzer Körper entspannt.

Kurz: Körper wahrnehmen – Körper ist entspannt

Den Körper beruhigen und entspannen – Heilungsenergie aktivieren

Verbinde dich mit deinem Atem, und sprich innerlich:

Ein (beim Einatmen) – Aus (beim Ausatmen)

Beruhige und entspanne nun deinen Körper:

Einatmend beruhige ich meinen Körper.
Ausatmend entspanne ich meinen Körper.

Kurz: Körper beruhigen – Körper entspannen

Aktiviere die Heilungsenergie:

Einatmend durchströmt mich Heilung.
Ausatmend durchströmt mich Kraft.

Kurz: Heilung – Kraft

An dieser Stelle kannst du die Meditation beenden oder aber die Heilungsenergie gezielt in einen Bereich deines Körpers lenken, der geheilt werden soll. Hier ein Beispiel für eine zu heilende Stelle im Rücken:

Einatmend durchströmt Heilung meinen Rücken.
Ausatmend durchströmt Kraft meinen Rücken.

Kurz: Heilung im Rücken – Kraft im Rücken

Sieh, welche Farbe die Heilungsenergie und die Kraft haben, oder gib ihnen eine Farbe, die du als heilsam empfindest. Du kannst sehen, wie Heilung und Kraft deinen Rücken durchströmen. Bleibe so lange bei diesem Bild, wie es dir wohltut. Atme einfach bewusst ein und aus. Wenn du die Heilungsenergie lenkst, ist es wichtig, dass du es ohne Erwartungsdruck machst. Mache es zielgerichtet, aber doch absichtslos. Heilung können wir nicht erzwingen, wir können uns ihr nur öffnen und sie unterstützen. Bereits die liebevolle Zuwendung unserem Körper gegenüber ist heilsam.

Betrachtung: Glaube fest an die Kraft des Geistes. Nutze die in dir wohnende Heilkraft, aber löse dich von der Erwartung an eine möglichst schnelle Genesung. Baue mit den Übungen keinen Erwartungsdruck auf, sondern lerne, dich den heilenden Kräften hinzugeben. Die Bedingungen hierfür schaffst du, indem du regelmäßig die entsprechenden Übungen machst.

Heilung und Erfolg

Wenn wir etwas tun, erwarten wir meist einen schnellen Erfolg. Auch bei einer Krankheit sehen wir eine schnelle Genesung als Erfolg für die entsprechende Behandlung an. Dennoch ist es wichtig, sich dabei nicht unter Druck zu setzen und zu erkennen, dass auch andere Aspekte als Erfolg angesehen werden können. Wenn es dir z. B. gelingt, während einer Meditation für einige Zeit den Schmerz zu vergessen oder dem nächsten medizinischen Termin gelassener entgegenzusehen, ist das bereits ein Erfolg. Ich persönlich erkenne auch die Momente als Erfolg an, in denen ich ganz bei mir, in meiner Mitte bin und die etwaigen Belastungen nicht mehr entscheidend für mein Wohlbefinden sind. Ich ruhe in mir und erlebe möglicherweise, dass ich, auch wenn ich körperlich leide, tief in meinem Inneren heil bin.

Heilendes Licht erstrahlen lassen

Verbinde dich mit deinem Atem, und sprich innerlich:

> Ein (beim Einatmen) – Aus (beim Ausatmen)
>
> Einatmend fühle ich mich ruhig.
> Ausatmend fühle ich mich entspannt.
>
> Kurz: ruhig – entspannt

Gehe während dieser Worte mit deiner liebevollen Aufmerksamkeit durch deinen ganzen Körper. Lasse deine liebevolle Aufmerksamkeit zu einer inneren Berührung werden – lasse dich berühren:

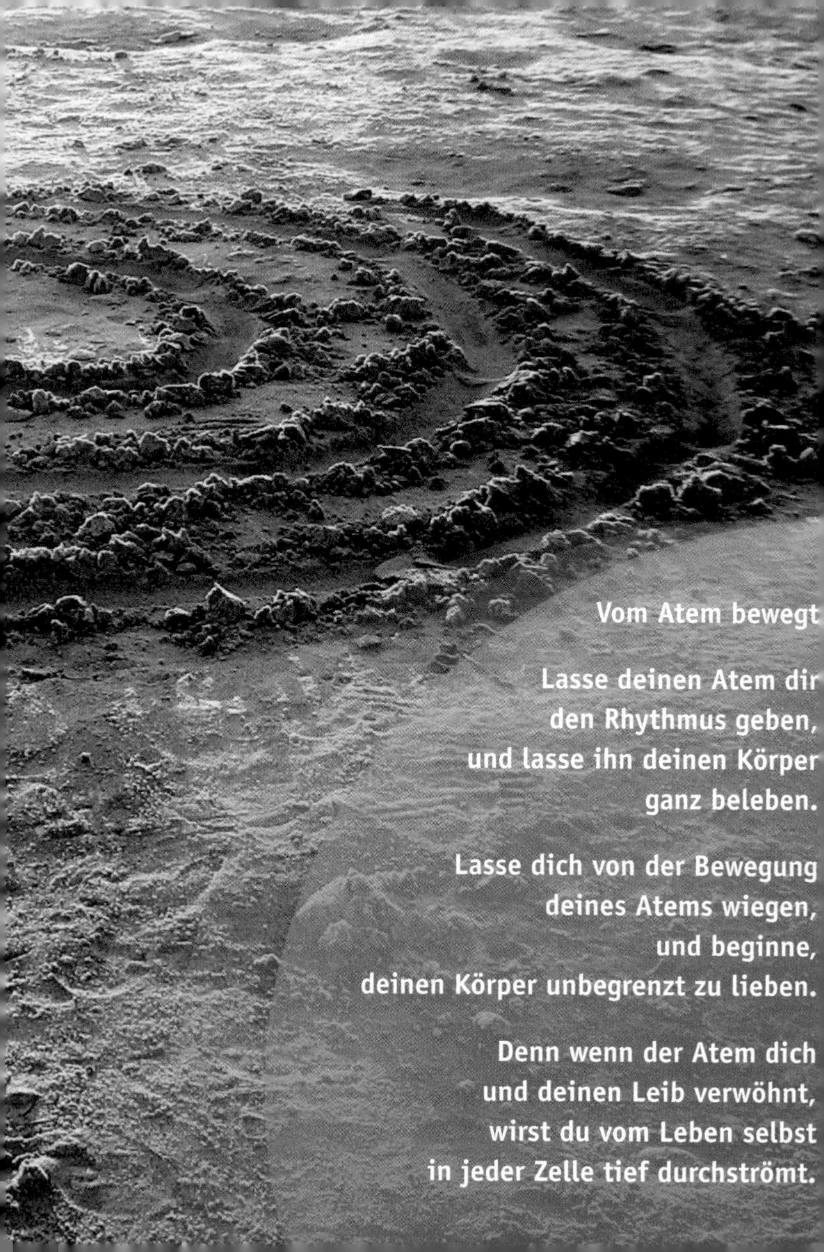

Vom Atem bewegt

Lasse deinen Atem dir
den Rhythmus geben,
und lasse ihn deinen Körper
ganz beleben.

Lasse dich von der Bewegung
deines Atems wiegen,
und beginne,
deinen Körper unbegrenzt zu lieben.

Denn wenn der Atem dich
und deinen Leib verwöhnt,
wirst du vom Leben selbst
in jeder Zelle tief durchströmt.

Einatmend erstrahlt in mir das Licht der Heilung.
Ausatmend heilt mich das Licht der Heilung.

Kurz: Licht erstrahlt – Licht heilt

Lasse dieses Licht ganz gezielt in einem heilungsbedürftigen Teil deines Körpers erstrahlen. Hier ein Beispiel für eine zu heilende Stelle in deinem Darm:

Einatmend erstrahlt in meinem Darm heilendes Licht.
Ausatmend heilt es meinen Darm.

Kurz: Licht erstrahlt im Darm – Licht heilt den Darm

Lasse dieses Licht in dir erstrahlen, sieh, welche Farbe es hat oder gib ihm eine Farbe, die du als heilsam empfindest. Sieh, wie das Licht sich ausbreitet und dich oder die entsprechende Stelle in deinem Körper ganz erfüllt. Atme einfach ein und aus, und bleibe bei diesem Bild so lange, wie du es als wohltuend empfindest. Lasse die Heilung geschehen. Diese Übung lässt sich z. B. auch sehr gut auf deine Zellen anwenden:

Einatmend erstrahlt in meinen Zellen heilendes Licht.
Ausatmend heilt es jede meiner Zellen.

Kurz: Licht erstrahlt in allen Zellen – Licht heilt alle Zellen

Auch hier ist es möglich, ein heilsames Bild entstehen zu lassen. Sieh, wie das heilende Licht in deinen Zellen leuchtet, welche Farbe es hat und wie die Zellen davon erfüllt werden. Achte auch auf dein Gefühl, das bei dieser Übung entsteht – möglicherweise ist es Freude, die dich und jede deiner Zellen erfüllt.

Das Immunsystem stärken

Unser Immunsystem wird ständig auf allen Ebenen gefordert, nicht nur Krankheitserreger, sondern auch Stress und seelische Belastungen setzen ihm tagtäglich zu. Gib deinem Immunsystem daher mithilfe der folgenden Übung positive und heilsame Informationen. Dein Immunsystem tut sehr viel Gutes für dich – tue du ihm also auch einmal etwas Gutes. Verbinde dich mit deinem Atem, und sprich in Gedanken:

Ein (beim Einatmen) – Aus (beim Ausatmen)

Einatmend durchströmt mich Heilung.
Ausatmend durchströmt mich Kraft.

Kurz: Heilung – Kraft

Einatmend durchströmt Heilung mein Immunsystem.
Ausatmend stärke ich mein Immunsystem.

Kurz: heiles Immunsystem – starkes Immunsystem

Betrachtung: Ein gesunder Geist erschafft nicht zwangsläufig einen gesunden Körper, denn Krankheit gehört zum Menschsein dazu. Doch ein gesunder Geist erschafft immer einen gesunden Menschen. In jedem Moment, in dem du heilsame Gedanken erzeugst, nährst du neben deinem Körper auch deinen Geist und dein Herz.

Deinen inneren Organen ein Lächeln schenken

Bei dieser Übung geht es um die liebevolle und heilsame Energie des Lächelns. Wann immer wir ein Lächeln geschenkt bekommen oder verschenken, bringt dies Freude hervor. Doch wir müssen nicht auf ein Lächeln warten, wir können uns auch selbst zulächeln – und das freut besonders unsere inneren Organe. Mit dieser Übung lernst du, deine inneren Organe anders wahrzunehmen, sie zu entspannen und mit einer Energie der Liebe zu erfüllen. Verbinde dich mit deinem Atem, und sprich in Gedanken:

Ein (beim Einatmen) – Aus (beim Ausatmen)

Einatmend begrüße ich mein Gehirn.
Ausatmend lächle ich meinem Gehirn liebevoll zu.

Kurz: Gehirn begrüßen – Gehirn zulächeln

Lasse bei dieser Übung tatsächlich ein Lächeln auf deinem Gesicht entstehen. Sollte dir das schwerfallen, dann versuche, an einen lieben Menschen zu denken, dem du gern zulächeln würdest. Richte deine volle Aufmerksamkeit auf dein Gehirn, und lächle. Schenke so jedem Organ in deinem Körper ein Lächeln: *den Augen, der Schilddrüse, dem Herz, den Bronchien, der Lunge, den Nieren, dem Magen, der Bauchspeicheldrüse, der Leber, Galle und Milz, den Fortpflanzungsorganen, dem Darm, der Blase.* Begrüße jedes deiner Organe wie einen lieben Freund oder eine liebe Freundin. Bei allem, was sie für uns tun, sollten sie wie liebe Freunde behandelt werden. Gehe heilsam mit ihnen um, und mache immer wieder diese Übung – auch und besonders, wenn sie einmal schlappmachen. Lächle am Ende der Übung deinem ganzen Körper zu:

Einatmend begrüße ich meinen ganzen Körper.
Ausatmend lächle ich meinem ganzen Körper zu.

Kurz: Körper begrüßen – Körper zulächeln

Nach dieser Übung solltest du dich eine Weile ausruhen. Spüre nach, ob sich einzelne Organe besser anfühlen oder ob du dich insgesamt wohler fühlst. Diese Übung kannst du auch machen, wenn eines deiner Organe erkrankt ist und du dich diesem gezielt zuwenden möchtest. Aber nicht nur für deine inneren Organe kann diese Übung eine Wohltat sein – du kannst dich ebenso deinen einzelnen Körperteilen wie *dem Gesicht und Kopf, Hals und Nacken, den Schultern, Armen und Händen, dem Brustkorb, Bauch, Rücken, Gesäß und Be-*

Stille

Lasse dich zur Besinnung nieder –
atme ein und atme aus.

Lasse den vollen Tag verklingen –
atme ein und atme aus.

Lasse es leerer in dir werden –
atme einfach ein und aus.

Lasse vom Atem dich erfüllen –
atme ruhig ein und aus.

Lasse es zu, nur da zu sein –
atme friedlich ein und aus.

Lasse Gewesenes vergehen –
atme alles Alte aus.

Lasse das Jetzt in dir entstehen –
atme neues Leben ein.

Lasse es still nun in dir werden –
nur noch ATMEN – einfach SEIN.

cken, den Beinen und Füßen zuwenden. Reise durch deinen Körper, und begrüße sie in der gleichen Weise mit einem liebevollen Lächeln. Am Ende der Übung lächle wieder deinem Körper und deinem inneren Wesen zu.

Dir ein Lächeln schenken

Verbinde dich mit deinem Atem, und sprich innerlich:

> Ein (beim Einatmen) – Aus (beim Ausatmen)

Lächle deinem Körper und deinem inneren Wesen zu:

> Einatmend lächle ich meinem Körper zu.
> Ausatmend lächle ich meinem inneren Wesen zu.
>
> Kurz: Körper zulächeln – mir zulächeln

Eine Krankheit kann uns manchmal aus dem aktiven Leben herausholen. Eine Pause von all unseren alltäglichen Aktivitäten, die unser Leben ausmachen, erscheint dann notwendig. Doch das fällt uns nicht immer leicht und oftmals hadern wir mit uns. Wir können aber versuchen, auch diesem Umstand mit einem Lächeln zu begegnen. Lächle dir und dem Leben zu:

> Einatmend lächle ich mir zu.
> Ausatmend lächle ich dem Leben zu.
>
> Kurz: mir zulächeln – dem Leben zulächeln

Kraft der Liebe

**Die heilsamste Kraft ist die Liebe –
drum sei bemüht,
in jeder Lebenslage dein Leben zu lieben,
dann kann diese Liebe
sich zu deinem Wohle heilsam
in dir entfalten.**

Den Schmerz beruhigen

Schmerzen erzeugen häufig ein Gefühl der Wut, wodurch weitere Spannungen in uns und in unserem Körper entstehen. Versuche es daher einmal andersherum: Beruhige den Schmerz und damit die Spannungen in deinem Körper. Verbinde dich mit deinem Atem, und sprich in Gedanken:

Ein (beim Einatmen) – Aus (beim Ausatmen)

Einatmend beruhige ich meinen Körper.
Ausatmend entspanne ich meinen Körper.

Kurz: Körper beruhigen – Körper entspannen

Beruhige den Schmerz (z. B. in deinen Schultern):

Einatmend beruhige ich meine Schulterschmerzen.
Ausatmend lächle ich den Schulterschmerzen zu.

Kurz: Schmerz beruhigen – Schmerz zulächeln

Lasse dabei ein Lächeln auf Lippen und Gesicht entstehen, und spüre, wie sich möglicherweise eine wohlige Entspannung im Bereich deiner Schulter ausbreitet.

Das Nervensystem beruhigen und entspannen

In hektischen Phasen ist unser Nervensystem häufig überreizt – die Nerven sind wortwörtlich zum Zerreißen gespannt. Auch emotionaler Stress kann zu einer großen nervlichen Belastung werden, was starke Unruhe und Schlafstörungen nach sich ziehen kann. In so einer Zeit ist es wichtig, das Nervensystem zu beruhigen. Dafür bietet sich folgende Übung an. Verbinde dich mit deinem Atem, und sprich in Gedanken:

Ein (beim Einatmen) – Aus (beim Ausatmen)

Beruhige und entspanne nun dein Nervensystem:

Einatmend beruhige ich mein Nervensystem.
Ausatmend entspanne ich mein Nervensystem.

Kurz: Nervensystem beruhigen – Nervensystem entspannen

Sich von heilsamer Energie durchströmen lassen
Lasse deinen Körper, deine Organe, deine Zellen von heilsamer Energie durchströmen. Aktiviere und unterstütze auf diese Weise deine Selbstheilungskräfte. Verbinde dich mit deinem Atem, und sprich in Gedanken:

> Ein (beim Einatmen) – Aus (beim Ausatmen)

Nimm jetzt deinen Körper wahr, entspanne dich:

> Einatmend nehme ich meinen Körper bewusst wahr.
> Ausatmend entspanne ich meinen Körper.
>
> Kurz: Körper wahrnehmen – Körper entspannen

Lasse heilende Energie fließen (z. B. in deinen Magen):

> Einatmend spüre ich meinen Magen.
> Ausatmend durchströmt heilende Energie meinen Magen.
>
> Kurz: Magen spüren – Heilung im Magen

Stelle dir bei dieser Übung vor, wie die heilende Energie durch deinen Magen fließt und ihn heilt. Welche Bilder zeigen sich dir? Wenn es ein heilsames Bild ist, dann betrachte es so lange, wie es dir guttut, oder aber mache mit dem folgenden Abschnitt weiter. Lasse heilende Energie nun bis in jede Zelle strömen:

Einatmend durchströmt heilende Energie jede Zelle.
Ausatmend heilt sie jede Zelle.

Kurz: Heilung durchströmt Zellen – jede Zelle heilt

Betrachtung: Bei einer Heilung geht es nicht zwangsläufig darum, die Krankheit oder den Schmerz loszuwerden. Heilung geschieht in unserer Seele, unserem Herzen und in unserem Körper. In jedem Unglück, jeder Krankheit, jedem Schmerz steckt daher eine Botschaft. Wenn wir diese ergründen, ergibt sich daraus ein Potenzial für unseren ganz persönlichen Heilungsweg – ein Weg, der dich ganz zu dir und deinem Göttlichen Wesen führen kann.

Lasse Heilung geschehen

Nicht immer ist es unser bewusster Wille, der uns zu guten Ergebnissen führt. Höre einmal nicht auf deinen Willen, sondern übe dich in der Hingabe an deine Heilungskräfte. Verbinde dich mit deinem Atem, und sprich in Gedanken:

Ein (beim Einatmen) – Aus (beim Ausatmen)

Fühle dich ruhig und getragen:

Einatmend fühle ich mich ruhig.
Ausatmend fühle ich mich getragen.

Kurz: ruhig – getragen

Lasse Heilung und Kraft dich durchströmen:

Einatmend durchströmt mich Heilung.
Ausatmend durchströmt mich Kraft.

Kurz: Heilung – Kraft

Lasse nun Heilung geschehen:

Einatmend geschieht Heilung.
Ausatmend lasse ich Heilung geschehen.

Kurz: Heilung geschieht – Heilung geschehen lassen

Schwinge zusammen mit der Energie der Heilung. Schwinge im Rhythmus des heilenden Feldes, das dich umgibt. Bleibe in dieser Schwingung, und tanke auf. Lasse zu, was zu dir kommt. Du kannst diese Übung verstärken, indem du deinen inneren Arzt, deinen geistigen Heiler, deine Engel oder andere geistige Helfer um Heilung bittest. Stelle dir einfach vor, wie du mit heilender Energie und Kraft beschenkt wirst.

Kapitel 4: Bewusstes Atmen in der Bewegung

Eine meditative Atemgymnastik

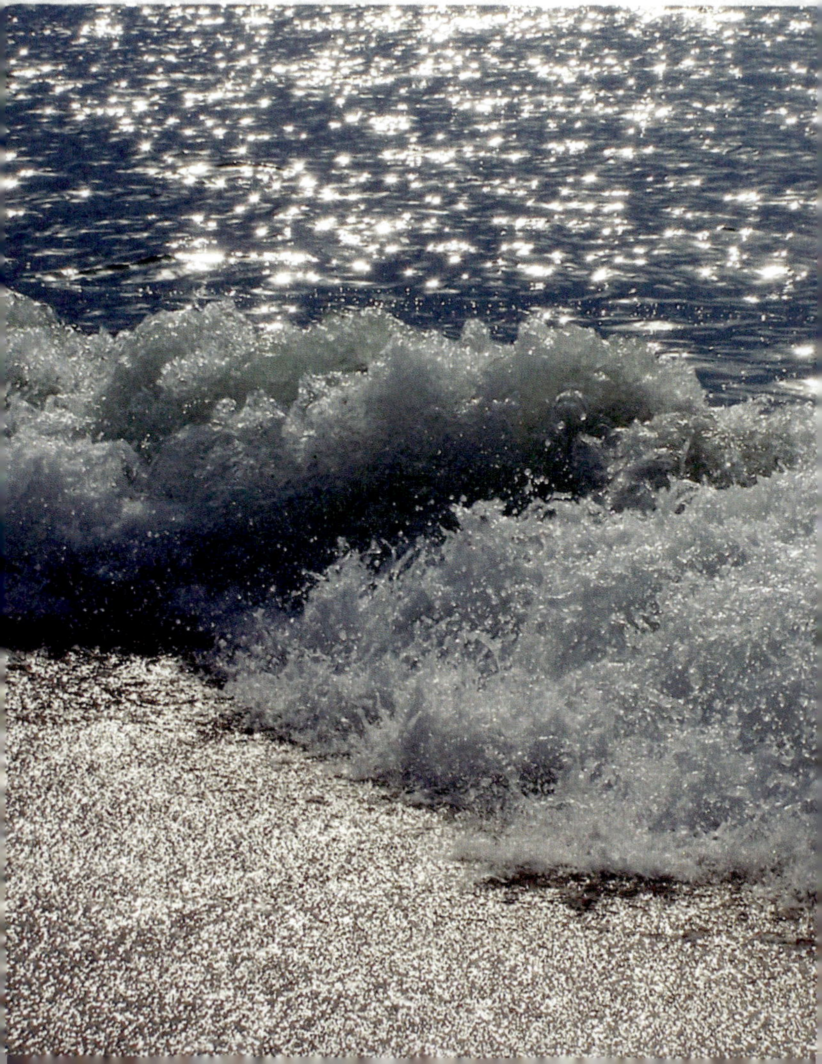

Liebe Leserin, lieber Leser,

belebe deinen Körper und sei ganz in ihm zu Hause. In diesem Kapitel möchte ich dich zu achtsamen Bewegungsübungen einladen, die du mit deinem Atem verbindest. Solltest du mit diesem Kapitel in die Übungseinheiten einsteigen, so nimm dir erst einmal ein paar Minuten Zeit, um deine Atembewegung in deinem Körper wahrzunehmen. Lege dafür deine Hände einfach dorthin, wo dein Atem deinen Körper bewegt – das wird entweder der Brustkorb oder der Bauch sein, der sich beim Einatmen hebt und mit dem Ausatmen wieder senkt. Genieße diesen Moment und diese Berührung.
Die meisten der folgenden Übungen führst du ganz in deinem Atemrhythmus aus, nur bei wenigen fließt der Atem unbeobachtet. In Verbindung mit deinem Atem verlangsamt sich in der Regel dein Tempo, du machst die Übungen achtsamer und gibst ihnen eine andere Intensität. Solltest du körperliche Probleme, Einschränkungen oder Schmerzen haben, dann frage vorher deinen Arzt, Heilpraktiker oder Physiotherapeuten, ob die Übungen für dich geeignet sind. Wenn dein Körper sie aus gesundheitlichen Gründen nicht zulässt, bietet sich für dich mentales Üben an.

Visualisiere einfach die von dir ausgewählte Übung, und stelle dir vor, wie dein Atem den jeweiligen Bereich deines Körpers belebt.

Die Übungsweise

Du verbindest dich mit deinem Atem, und nimmst bewusst wahr, wie dein Atem von allein kommt und wieder geht. Lasse beim Dehnen den Atem einströmen, und lasse ihn wieder ausströmen, wenn du die Dehnung löst. Das Ganze soll eine fließende Bewegung sein, in der sich Atem und Bewegung zu einer Einheit verbinden. Lasse nach dem Ausatmen auch eine Atempause zu. Lasse diese Pause so lange andauern, bis du von ganz allein wieder einatmest. Das verleiht der Übung mehr Ruhe und Tiefe. Ich empfehle dir, jede Übung dreimal zu wiederholen. Bedenke, dass in Verbindung mit dem Atem die Übung intensiver wird. *Weniger ist oftmals mehr.* Lasse dir nach einer Übung mindestens zwei Atemzüge lang Zeit, bevor du die nächste Übung beginnst. In dieser kleinen Pause kannst du nachspüren, wie es dir geht, wie sich dein Körper anfühlt, wie sich dein Atem verhält, wo du deine Atembewegung im Körper spüren kannst, was du brauchst und wo deine Grenzen sind.

Zu Beginn jeder Übung solltest du dich immer gut dehnen. So belebst du deinen Körper und spürst ihn beim Üben intensiver. Manche Übungen kannst du gleich morgens im Bett machen. Dabei solltest du aber überprüfen, ob die Matratze fest genug ist. Übe sonst lieber mit einer guten Yoga- oder Gymnastikmatte auf dem Boden. Beim Üben im Liegen ist es ratsam, ein kleines Kissen unter den Kopf zu legen. Wenn sich alles für dich gut anfühlt, beginne, und lerne deinen Atem kennen.

Die Atembewegung wahrnehmen

Lege dich bequem auf den Rücken, deine Hände ruhen auf deinem Bauch. Spüre, wie sich beim Einatmen die Bauchdecke hebt und beim Ausatmen wieder senkt. Lege eine Hand auf den Brustkorb, und fühle auch hier die Atembewegung. Lasse den Atem von allein kommen und wieder gehen. Du musst nichts tun, sondern einfach nur diese Bewegung wahrnehmen.

Den Atemrhythmus wahrnehmen

Du liegst entspannt auf dem Rücken und spürst die Atembewegung unter deinen Händen. Lasse nun deinen linken Arm neben deinem Körper ruhen, während die rechte Hand auf deinem Bauch liegt.
Jetzt öffnest du beim Einatmen deine linke Hand und schließt sie wieder beim Ausatmen. Nach drei Atemzügen wechselst du den Arm: Du lässt den rechten

neben deinem Körper ruhen, den linken auf deinem Bauch und führst diese einfache Übung mit der rechten Hand ebenfalls dreimal aus.

Die Fersen dehnen

Du liegst ausgestreckt auf dem Rücken, die Arme ruhen neben deinem Körper. Nimm deinen Atem wahr, und spüre die Unterlage, auf der du liegst. Konzentriere dich besonders auf deine Beine.

Jetzt dehnst du einatmend von der Ferse aus dein linkes Bein, so, als wollest du etwas wegschieben. Du machst dein Bein dabei nur ein wenig länger. Mit dem Ausatmen löst du diese Dehnung wieder, sodass dein Bein zurück in die Ausgangshaltung kommt. Wiederhole diese Übung einige Male. Bleibe danach mindestens einen Atemzug lang in der Ausgangshaltung liegen, und spüre nach. Führe diese Dehnung anschließend genauso oft mit dem rechten Bein durch. Dann kehre wieder in die ruhende Position der Ausgangslage zurück. Verweile einige Atemzüge, und spüre nach, wie sich deine Beine und dein unterer Rücken anfühlen.

Die Beine hinuntergleiten lassen und entspannen

Du liegst entspannt auf dem Rücken, die Beine hast du aufgestellt. Die Arme ruhen neben deinem Körper. Du sammelst dich auf deinen Atem.

Jetzt lasse erst deinen linken Fuß den Boden entlang nach unten gleiten, bis er schließlich ganz auf dem Boden ruht. Dann, nach einem Atemzug, lässt du das rechte Bein unter Führung der Ferse hinuntergleiten und lässt es ebenfalls auf dem Boden ruhen. *Der Atem fließt dabei unbeobachtet.*

Die Fußgelenke kreisen lassen

Du liegst entspannt auf dem Rücken, die Beine hast du aufgestellt. Die Arme ruhen neben deinem Körper. Du sammelst dich auf deinen Atem.

Jetzt hebst du dein linkes Bein an, ohne dabei das Knie durchzustrecken. Umfasse deinen Oberschenkel, und halte so das Bein mit deinen Händen fest. Kreise nun mit dem Fußgelenk einige Male linksherum und einige Male rechtsherum. Dann setzt du den Fuß wieder ab. Verfahre anschließend mit deinem anderen Bein auf die gleiche Weise. *Der Atem fließt dabei unbeobachtet.*

Die Handgelenke kreisen lassen

Du liegst ausgestreckt auf dem Rücken, die Arme ruhen neben deinem Körper.

Jetzt hebst du den linken Arm, streckst ihn entspannt von dir, und kreist mit dem Handgelenk einige Male erst linksherum und anschließend rechtsherum. Dann legst du den Arm wieder ab. Verfahre anschließend mit deinem anderen Handgelenk auf die gleiche Weise. *Der Atem fließt dabei unbeobachtet.*

Die Arme und Schultern dehnen

Du liegst entspannt auf dem Rücken, die Beine hast du aufgestellt. Deine Arme breitest du auf Schulter-

höhe zur Seite aus, die Handflächen zeigen nach oben.
Jetzt hebst du beide Arme gleichzeitig nach oben, bis die Handflächen zueinander und die Fingerspitzen nach oben zeigen. Einatmend dehnst du deinen linken Arm, indem du ihn nach oben in Richtung Decke streckst. Ausatmend löst du die Dehnung wieder. Mit deinem rechten Arm verfährst du anschließend ein- und ausatmend auf die gleiche Weise. Nach einigen Wiederholungen lässt du beide Arme wieder nach unten zur Seite zurück in die Ausganglage sinken.

Den Kopf zur Seite drehen

Du liegst ausgestreckt auf dem Rücken, die Arme ruhen neben deinem Körper.
Jetzt drehe einatmend deinen Kopf zur Seite. Achte dabei auf deine Halswirbelsäule, und nimm sie bewusst wahr. Kehre ausatmend mit dem Kopf wieder zur Mitte in die Ausgangslage zurück, um mit dem nächsten Einatmen deinen Kopf zur anderen Seite zu drehen. Mit dem Ausatmen kehrst du wieder zur Mitte zurück. Spüre zwei bis drei Atemzüge lang nach.

Die Augen bewegen und entspannen *(liegend oder sitzend)*

Du liegst ausgestreckt oder mit aufgestellten Beinen auf dem Rücken oder sitzt bequem auf dem Boden. Du sammelst dich auf deinen Atem.

Jetzt bewege deine Augen, indem du einmal nach oben, dann nach unten, dann nach links und dann nach rechts schaust, ohne dabei deinen Kopf zu bewegen. Diese Bewegung kannst du mit dem Atem verbinden. Hierfür suche dir einen Punkt in der Mitte deines Blickfeldes. *Einatmend schaue nach oben, ausatmend zur Mitte, einatmend schaue nach unten, ausatmend zur Mitte, einatmend schaue nach links, ausatmend zur Mitte, einatmend schaue nach rechts, ausatmend zur Mitte.*
Lege anschließend deine Hände auf deine geschlossenen Augen. Lasse die Augen einfach in den Augenhöhlen ausruhen, und spüre gut nach.

Vom Eins-Sein

**Wenn du den Segen spürst in dir
und alle Fragen schwinden,
weil jede Antwort in dir ist,
dann danke Gott
für diesen großen Moment
des Eins-Seins.**

Stillstand

Was du für Stillstand hältst,
kann eine wichtige Pause sein,
in der dein Weg
deinen nächsten Schritt vorbereitet.

So stehe still,
und lasse der Seele Zeit,
den Impuls für erneute Bewegung
in deinem Inneren wahrzunehmen.

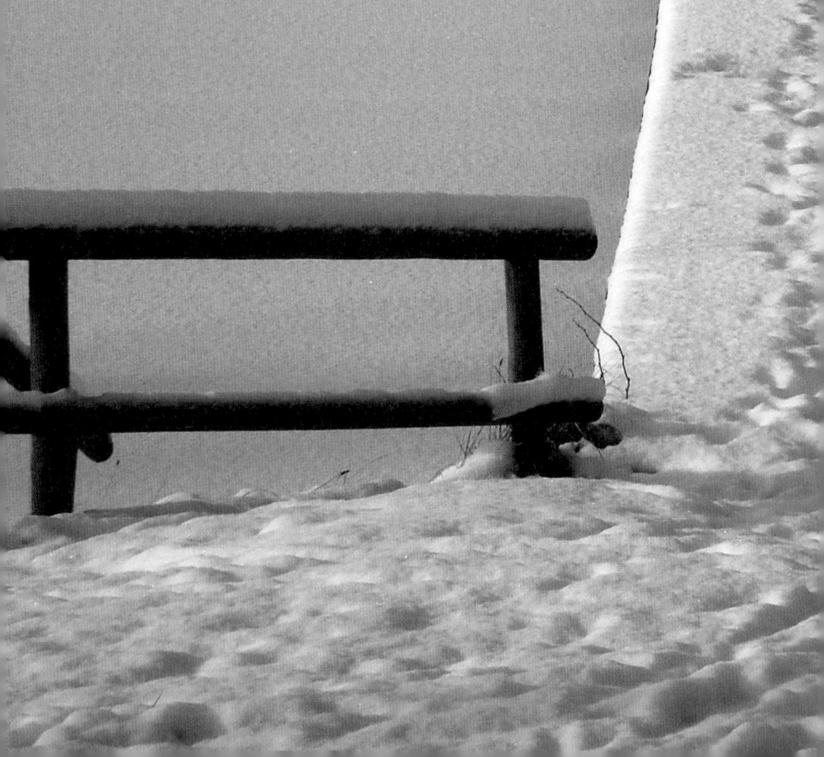

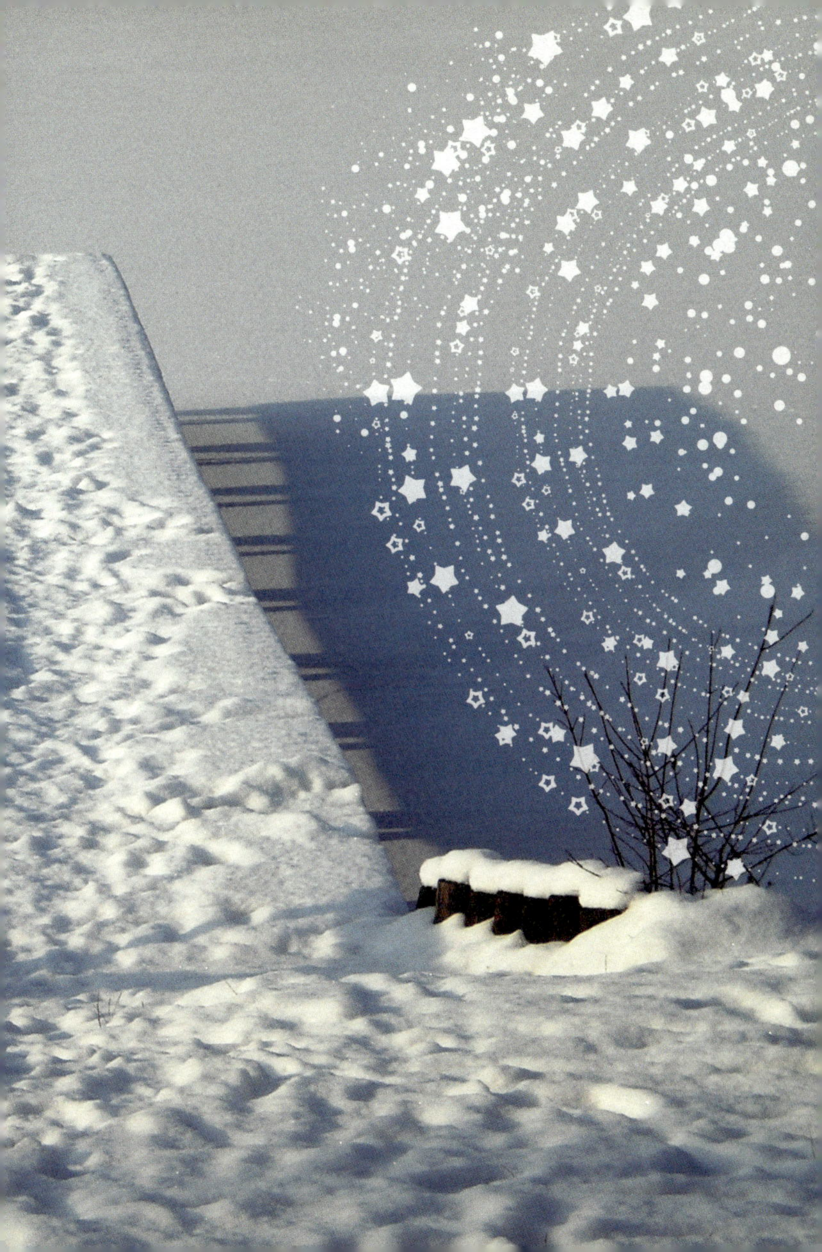

Übungen im Sitzen und Stehen

Die meisten der folgenden Übungen können sowohl im Sitzen als auch im Stehen ausgeführt werden. Probiere einfach aus, welche Position für dich die angenehmste ist.

Die Ausgangshaltung im Sitzen

Du sitzt aufrecht auf einem Hocker oder Stuhl mit gerader Sitzfläche. Deine Füße stehen hüftbreit auseinander und berühren mit der ganzen Sohle den Boden. Die Hände liegen locker auf deinen Oberschenkeln.

Jetzt gehst du mit deiner Aufmerksamkeit langsam durch deinen ganzen Körper. Hierbei spürst du, wie deine Füße gut verbunden mit dem Boden sind und du mit deinem Gesäß fest auf deinem Hocker sitzt. Anschließend nimmst du deinen unteren Rücken wahr: Sitzt du gerade oder im Hohlkreuz? Korrigiere deinen Sitz, indem du das Hohlkreuz entspannst. Spüre nun deine Schultern, lasse sie hinuntersinken. Sitze möglichst aufrecht, indem du dir vorstellst, wie ein imaginäres Band dich am Scheitel nach oben zieht. Sammle dich auf deinen Atem.

Die Ausgangshaltung im Stehen – die Mitte finden

Du stehst im hüftbreiten Stand. Die Arme hängen locker an deinen Seiten. Auch hier stellst du dir vor, wie ein imaginäres Band dich am Scheitel nach oben zieht.

Jetzt wiege dich einige Male nach links und rechts, und komme anschließend wieder zum Stehen. Nach ein bis zwei Atemzügen wiegst du dich nach vorn und hinten. Auf diese Weise findest du deine Mitte und somit einen guten Stand. *Der Atem fließt dabei unbeobachtet.* Verweile zwei bis drei Atemzüge oder länger in deiner Mitte, und genieße den festen Stand.

Die Atembewegung wahrnehmen
(sitzend oder stehend)

Du sitzt aufrecht auf einem Hocker oder stehst im hüftbreiten Stand. Deinen Atem lässt du ganz von allein kommen und gehen.
Jetzt lege deine Hände dorthin, wo du die Atembewegung am deutlichsten spüren kannst, und beobachte eine Weile einfach nur deinen Atem und die Atembewegung.

Die Hände öffnen und schließen
(sitzend oder stehend)

Du sitzt aufrecht oder stehst im hüftbreiten Stand.
Jetzt dehnst du deine linke Hand, indem du sie beim Einatmen öffnest und beim Ausatmen schließt. Mache eine kurze Pause. Verfahre anschließend mit deiner rechten Hand auf die gleiche Weise. Nimm dabei deinen Atemrhythmus bewusst wahr. Spüre am Ende zwei bis drei Atemzüge lang nach.

Das Trommeln der Füße am Boden *(sitzend)*

Du sitzt aufrecht, die Füße stehen hüftbreit auseinander. Die Hände liegen locker auf den Oberschenkeln. Du sammelst dich auf deinen Atem.

Jetzt tippelst du leicht mit den Füßen auf den Boden. Lasse diese Bewegung zu einem Trommeln werden – mache dies mit Freude und Leichtigkeit. Komme anschließend zur Ruhe, und spüre zwei bis drei Atemzüge lang nach. Nimm den Boden unter deinen Füßen wahr. *Der Atem fließt dabei unbeobachtet.*

Den Fuß kreisen lassen *(sitzend)*

Du sitzt aufrecht, die Füße stehen hüftbreit auseinander. Die Hände liegen locker auf den Oberschenkeln. Du sammelst dich auf deinen Atem.

Jetzt hebe den linken Fuß vom Boden, und kreise mit dem Fußgelenk einige Male linksherum und einige Male rechtsherum. Stelle den Fuß wieder ab, und spüre ein bis zwei Atemzüge lang nach. Verfahre anschließend mit dem rechten Fußgelenk auf die gleiche Weise. *Der Atem fließt dabei unbeobachtet.* Spüre am Ende wieder zwei bis drei Atemzüge lang nach.

Die Ferse dehnen *(sitzend)*

Du sitzt aufrecht, die Füße stehen hüftbreit auseinander. Die Hände liegen locker auf den Oberschenkeln. Du sammelst dich auf deinen Atem.

Jetzt schiebst du einatmend die Ferse des linken Fußes nach vorn. Dabei hebst du die Zehen bzw. den Vorderfuß an, sodass nur die Ferse Kontakt zum Boden hat. Die Ferse geht voran. Beim Ausatmen ziehst du den Fuß wieder zurück. Nach drei bis vier Wiederholungen wechselst du den Fuß und verfährst mit dem rechten Fuß auf die gleiche Weise. Du kannst die Übung aber auch gleich abwechselnd mit dem linken und dem rechten Fuß durchführen. Wenn beide Füße am Ende wieder gut auf dem Boden stehen, spüre zwei bis drei Atemzüge lang nach.

Ins Becken kippen *(sitzend)*

Du sitzt aufrecht auf einem Hocker, die Füße stehen hüftbreit auseinander. Deine Hände legst du auf den unteren Rücken, jeweils auf die Rückseite deines Beckens. Probiere aus, ob du lieber die Handflächen oder die Handrücken auflegen möchtest.

Jetzt lässt du einatmend achtsam das Becken nach hinten in deine Hände kippen. Hierbei wird der untere Rücken rund und leicht gedehnt. Mit dem Ausatmen richtest du dich wieder auf, sodass du in die aufrechte Ausgangshaltung zurückkommst. Wiederhole diese Bewegung ein paarmal im Rhythmus deines Atems. Spüre anschließend zwei bis drei Atemzüge lang nach.

In den Rücken dehnen *(stehend)*

Du stehst im hüftbreiten Stand. Deine Hände legst du vorn auf die Oberschenkel.

Jetzt gehst du einatmend leicht in die Knie, und schiebst dabei deine Hände in Richtung der Knie. Der

Rücken wird rund und leicht gedehnt, der Kopf neigt sich etwas nach vorn. Ausatmend richtest du dich wieder auf. Spüre nach ein paar Wiederholungen zwei bis drei Atemzüge lang nach.

Die Beine schwingen lassen *(stehend)*

Du stehst im hüftbreiten Stand. Du kannst die Arme entweder zur Seite hinunterhängen lassen oder dich mit einer Hand an einem Stuhl festhalten.

Jetzt hebe dein linkes Bein ein wenig an, und lasse es einige Male vor- und zurückschwingen. Hebe das Bein anschließend etwas höher, indem du das linke Knie nach oben ziehst. Nun lasse deinen Unterschenkel einige Male vor- und zurückschwingen. Stelle das Bein wieder ab, und spüre einen Atemzug lang nach. Verfahre anschließend mit deinem rechten Bein auf die gleiche Weise. *Der Atem fließt dabei unbeobachtet.* Spüre anschließend zwei bis drei Atemzüge lang nach.

Richtung Himmel zeigen *(sitzend oder stehend)*

Du sitzt aufrecht oder stehst im hüftbreiten Stand.

Jetzt dehnst du einatmend deinen linken Arm nach oben in Richtung Himmel. Mit dem Ausatmen führst du den Arm wieder nach unten in die Ausgangshaltung. Dann dehnst du einatmend den rechten Arm nach oben in Richtung Himmel und führst ihn ausatmend wieder nach unten. Wiederhole dies nun im Wechsel. Lege nach einigen Wiederholungen beide

Hände wieder locker auf deine Oberschenkel, und spüre zwei bis drei Atemzüge lang nach.

Die Flanken dehnen *(sitzend oder stehend)*
Du sitzt aufrecht oder stehst mit den Beinen *etwas weiter* als hüftbreit auseinander.
Jetzt hebst du deinen linken Arm nach oben über deinen Kopf, und dehnst dich, indem du einatmend deinen Oberkörper und deinen linken Arm zur rechten Seite beugst. Ausatmend löst du die Dehnung wieder und kommst in die aufrechte Haltung mit nach oben gestrecktem Arm zurück. Wiederhole diese Dehnung einige Male im Atemrhythmus. Dann führe deinen Arm wieder nach unten in die Ausgangshaltung zurück. Verfahre nach ein bis zwei Atemzügen auf die gleiche Weise mit dem rechten Arm und deiner rechten Seite.

Die Schultern kreisen lassen *(sitzend oder stehend)*
Du sitzt aufrecht oder stehst im hüftbreiten Stand. Die Arme hängen locker an deinen Seiten.
Jetzt lasse deine linke Schulter einige Male nach vorn kreisen. Verfahre anschließend auf die gleiche Weise mit deiner rechten Schulter. Spüre im Anschluss ein bis zwei Atemzüge lang nach. Lasse dann die linke und anschließend die rechte Schulter auf die gleiche Weise nach hinten kreisen. *Der Atem fließt dabei unbeobachtet.* Lasse die Schultern am Ende wieder hinuntersinken und ruhen. Spüre zwei bis drei Atemzüge lang nach.

Sich selbst umarmen *(sitzend oder stehend)*

Du sitzt aufrecht auf einem Hocker oder stehst im hüftbreiten Stand. Hebe deine Arme, und breite sie auf Schulterhöhe zu den Seiten aus.

Jetzt umarmst du dich einatmend selbst, indem du deine Arme vor der Brust überkreuzt. Ausatmend öffnest du deine Arme. Wiederhole diesen Bewegungsablauf einige Male, und lasse dabei abwechselnd einmal deinen linken und dann deinen rechten Arm oben aufliegen. Dein oberer Rücken wird dabei leicht rund, und dein Kopf neigt sich etwas nach vorn. Lasse am Ende der Übung deine Arme sinken, und spüre zwei bis drei Atemzüge lang nach.

Ganz Mensch sein

Deine Verwirklichung
zeigt sich weder in materiellen Gütern
noch zeigt sie sich in weltlichen Erfolgen.

Deine Verwirklichung als Mensch
zeigt sich in mitfühlender Liebe
und im heilsamen Verstehen
deines Nächsten.

Schultern nach hinten dehnen
(sitzend oder stehend)

Du sitzt aufrecht oder stehst im hüftbreiten Stand. Die Arme hängen locker an deinen Seiten, die Handflächen zeigen zum Körper.

Jetzt dehne deine Schultern, indem du sie einatmend nach hinten ziehst, während du gleichzeitig deine Handflächen nach vorn drehst. Lasse dabei ein leichtes Hohlkreuz entstehen. Die Schulterblätter bewegen sich aufeinander zu, die Brust öffnet sich. Stelle dir vor, wie die Strahlen der Sonne auf dein Brustbein scheinen und du dich der Sonne entgegenreckst. Ausatmend kehrst du wieder in die Ausgangshaltung zurück. Wiederhole diese Dehnung einige Male, und spüre anschließend zwei bis drei Atemzüge lang nach.

Die Schultern nach unten dehnen
(sitzend oder stehend)

Du sitzt aufrecht auf einem Hocker oder stehst im hüftbreiten Stand. Die Arme hängen locker an deinen Seiten.

Jetzt dehnst du einatmend deinen linken Arm und deine Schulter, indem du sie nach unten in Richtung Boden ziehst, so, als würden die Finger nach unten gezogen. Den Kopf neigst du gleichzeitig leicht nach rechts in die entgegengesetzte Richtung. Ausatmend löst du die Dehnung wieder und kehrst in die Ausgangshaltung zurück. Nimm dich bei deinen Wiederholungen etwas zurück, es genügen schon wenige Ausführungen. Achte dabei auf die Intensität der Dehnung, es darf auch eine kleine Dehnung sein. Mache eine kurze Pause, und verfahre im Anschluss auf die gleiche Weise mit dem rechten Arm und der rechten Schulter. Spüre anschließend zwei bis drei Atemzüge lang nach.

Den Kopf zur Seite drehen *(sitzend oder stehend)*
Du sitzt aufrecht oder stehst im hüftbreiten Stand. Die Arme hängen locker an deinen Seiten.
Jetzt drehe einatmend deinen Kopf nach links, so, als würdest du über deine linke Schulter gucken wollen. Deine Augen führen die Bewegung an. Ausatmend drehst du deinen Kopf wieder zur Mitte in die Ausgangshaltung zurück, und blickst geradeaus. Mit dem nächsten Einatmen drehst du deinen Kopf auf die gleiche Weise zur rechten Seite. Wiederhole diese Bewegung einige Male, und kehre dann mit dem Kopf zur Mitte in die Ausgangshaltung zurück. Spüre anschließend zwei bis drei Atemzüge lang nach.

Den Kopf zur Seite neigen *(sitzend oder stehend)*
Du sitzt aufrecht oder stehst im hüftbreiten Stand. Die Arme hängen locker an deinen Seiten.
Jetzt neige einatmend deinen Kopf zur linken Schulter, so, als wolle das Ohr die Schulter berühren. Achte darauf, dass du die Schulter dabei nicht anhebst. Ausatmend kehre mit dem Kopf zur Mitte in die Ausgangshaltung zurück. Mit dem nächsten Einatmen neigst du den Kopf auf die gleiche Weise zur rechten Seite. Wie-

derhole diese Bewegung einige Male, und kehre mit dem Kopf zur Mitte in die Ausgangshaltung zurück. Spüre anschließend zwei bis drei Atemzüge lang nach.

Den Oberkörper sanft drehen

Im Sitzen: Du sitzt aufrecht auf einem Hocker, deine Hände liegen übereinander in deinem Schoß, die Handflächen zeigen nach oben.
Jetzt drehe einatmend deinen Oberkörper nach links. Der linke Ellenbogen schiebt sich dabei nach hinten, während die linke Hand in der rechten Hand liegend nach außen gleitet. Auch deinen Kopf drehst du nach links. Führe die Drehung nur so weit aus, dass sich die Fingerspitzen deiner beiden Hände immer noch berühren. Mit dem Ausatmen kehrst du in die Ausgangshaltung zurück. Nach zwei bis drei Wiederholungen halte für ein bis zwei Atemzüge in der Mitte inne. Verfahre anschließend auf die gleiche Weise mit deiner rechten Seite. Spüre anschließend zwei bis drei Atemzüge lang nach.

Im Stehen: Du stehst im hüftbreiten Stand.
Jetzt hebe die Arme, und breite sie auf Schulterhöhe zu den Seiten aus. Drehe nun einatmend deinen Oberkörper zur linken Seite. Ausatmend kehrst du zur Mitte zurück. Mit dem nächsten Einatmen drehst du deinen Oberkörper zur rechten Seite,

und kehrst ausatmend wieder zur Mitte zurück. Dann lasse die Arme sinken. Führe die Drehung nur so weit aus, wie es dir ohne Anstrengung möglich ist. Spüre anschließend zwei bis drei Atemzüge lang nach.

Den Brustkorb dehnen *(sitzend oder stehend)*

Du sitzt aufrecht oder stehst im hüftbreiten Stand.
Jetzt hebe einatmend deine Arme, und führe sie seitlich in einem großen Bogen nach oben, bis sich die Handflächen über deinem Kopf berühren. Spüre, wie sich dabei dein Brustkorb hebt und dehnt. Mit dem Ausatmen führst du die Arme wieder im großen Bogen seitlich hinunter. Spüre nach einigen Wiederholungen zwei bis drei Atemzüge lang nach.

Eine Acht mit den Händen ziehen *(sitzend oder stehend)*

Du sitzt aufrecht auf einem Hocker oder stehst im hüftbreiten Stand.
Jetzt hebe deinen linken Arm, und beginne, mit der linken Hand eine Acht vor dir in den Raum zu malen. Lasse die Bewegung in Größe und Tempo variieren, und finde deinen Rhythmus. Wechsele anschließend den Arm: Lasse den linken sinken, hebe den rechten, und male nun mit deiner rechten Hand eine Acht. Gib dich der fließenden Bewegung vollkommen hin. Wenn du so weit bist, male mit beiden Händen gleichzeitig eine Acht vor dir in den Raum. Variiere ein wenig, mache den Abstand zwischen deinen Händen mal grö-

ßer, mal kleiner. Lasse auch die Acht größer werden. Gib dich dieser fließenden Bewegung vollkommen hin, und folge mit deinem Körper der Bewegung. Lasse mit der Zeit die Bewegung immer kleiner werden, und kehre in die Ausgangshaltung zurück. *Der Atem fließt dabei unbeobachtet.* Spüre anschließend zwei bis drei Atemzüge lang nach.

Ruhe und Entspannung

Am Ende deines von dir zusammengestellten Übungsprogramms ist es wohltuend, im Liegen deinem Körper Ruhe zu gönnen. Lege dich entspannt auf deinen Rücken, und sammle dich, indem du dich auf deinen Atem konzentrierst. Bleibe eine Zeit lang in dieser ruhigen Haltung, und sprich dabei in Gedanken:

Ein (beim Einatmen) – Aus (beim Ausatmen)

Entspanne deinen Körper vollkommen:

Einatmend nehme ich meinen Körper bewusst wahr.
Ausatmend entspanne ich meinen Körper.

Kurz: Körper wahrnehmen – Körper entspannen

Bleibe eine Weile in dieser Entspannung, und genieße deinen Atem.

Kapitel 5: Heilsames Denken

Nährende Meditationen für Geist und Körper

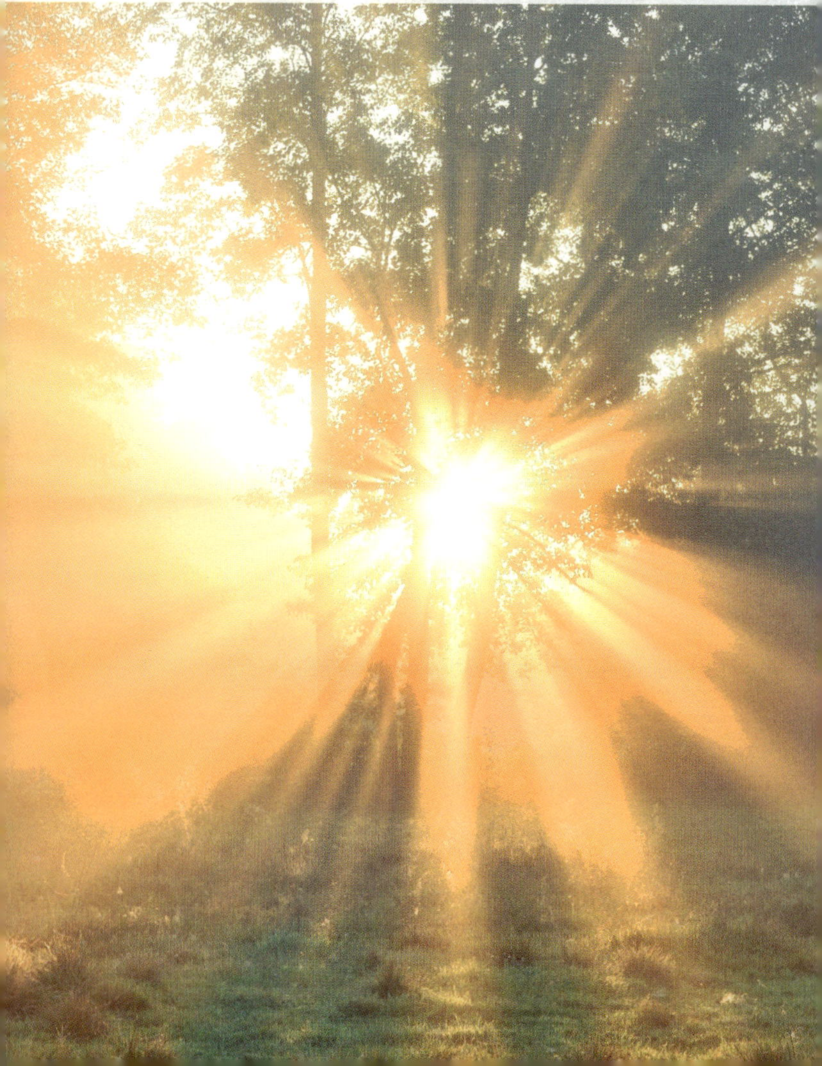

Liebe Leserin, lieber Leser,

pflege dein Denken, und nähre deinen Geist. Mit diesem Kapitel lade ich dich ein, das heilsame Denken zu praktizieren. Hierfür gebe ich dir einfache Übungen an die Hand, die in Verbindung mit deinem Atem wirkungsvolle Meditationen für deinen Alltag sein können.

Heilsames Denken ist eine Form der Meditation, mit der wir das heilsame Wort in uns zum Klingen bringen und uns so – unseren Geist, unseren Körper und unser Fühlen – mit positiven Informationen nähren und mit positiver Kraft auffüllen. Dadurch ermöglichen wir die Transformation negativer Denkstrukturen und Gefühlsmuster. Indem wir also unser Denken pflegen, entziehen wir destruktiven Gedanken ihren Nährboden und stärken die positiven Kräfte in uns – und sorgen für geistige Hygiene.

Doch wie jede Übungsweise braucht es auch hier etwas Geduld, bis sich die ersten Veränderungen wahrnehmen lassen. Aber du wirst sehen, dass jeder Moment, in dem du das heilsame Denken praktizierst, ein heilsamer Moment sein wird.

Die Übungsweise

Du verbindest positive Worte mit deinem bewusst wahrgenommenen Atem. Dies ist ganz einfach: Du sprichst in Gedanken im Rhythmus deines Atems nährende Sätze bzw. in der Kurzform nährende Wörter. Und lässt dich – vom Atem getragen – von der Qualität dieser Worte erfüllen.

Heilsames Denken

Lasse dich im Geiste
von heilsamen Gedanken tragen.

Lasse Heilsames
in deiner Sprache dir sagen.

Lasse vom Klang
heilsamer Worte dich erfüllen.

Lasse deine Seele
in heilsamen Tönen schwingen.

Ruhe und Entspannung

Sorge in deinem Alltag immer wieder für Ruhe und Entspannung, denn nur in der Ruhe kannst du dich regenerieren. Diese Übung hilft dir dabei. Sie bietet sich besonders vor dem Einschlafen an, da sie für einen erholsamen, ruhigen und entspannten Schlaf sorgt. Verbinde dich mit deinem Atem, und sprich in Gedanken:

Ein (beim Einatmen) – Aus (beim Ausatmen)

Einatmend fühle ich mich ruhig.
Ausatmend fühle ich mich entspannt.

Kurz: ruhig – entspannt

Getragen- und Geborgensein

Fühlst du dich manchmal verloren, dann kann diese Übung sehr wohltuend für dich sein. Es liegt alles bereits in dir, um dich getragen und geborgen fühlen zu können. Verbinde dich mit dieser Qualität, indem du die Worte in dir zum Schwingen bringst. Verbinde dich mit deinem Atem, und sprich in Gedanken:

Ein (beim Einatmen) – Aus (beim Ausatmen)

Einatmend fühle ich mich getragen.
Ausatmend fühle ich mich geborgen.

Kurz: getragen fühlen – geborgen fühlen

Ruhe und Frieden

Fühlst du dich aufgewühlt und geht es stürmisch in dir zu, dann wähle diese Meditation. Sie kann dir helfen, Frieden zu empfinden, sodass deine innere Unruhe nachlassen und der Sturm in dir sich legen kann. Verbinde dich mit deinem Atem, und sprich in Gedanken:

Ein (beim Einatmen) – Aus (beim Ausatmen)

Einatmend fühle ich mich ruhig.
Ausatmend fühle ich mich friedlich.

Kurz: ruhig – friedlich

Glück und Freude

**Glück und Freude mögen dich erfüllen
in jedem noch so schmerzlichen Moment.
Akzeptiere den Grund für deinen Schmerz,
und lasse zu, dass der Göttliche Funke
dich über deinen Schmerz hinausträgt.**

Freude und Glück

Solltest du gerade wenig Grund zur Freude haben, und sollte das Glück von außen nicht an deine Türe klopfen, gönne dir diese Worte, nähre dich selbst mit der Energie von Freude und Glück. Lasse sie dein Leben erfüllen! Verbinde dich mit deinem Atem, und sprich innerlich:

Ein (beim Einatmen) – Aus (beim Ausatmen)

Einatmend erfüllt mich Freude.
Ausatmend erfüllt mich Glück.

Kurz: Freude – Glück

Möchtest du die Freude und das Glück noch intensiver in dein Leben integrieren, findest du hier eine differenzierte und verstärkende Variante. So kannst du in allen Bereichen deines Seins – in deinem Körper, deinen Gefühlen und deinem Geist – diese heilsame und nährende Energie aktivieren. Verbinde dich mit deinem Atem, und sprich in Gedanken:

Ein (beim Einatmen) – Aus (beim Ausatmen)

Einatmend erfüllt Freude meinen Körper.
Ausatmend erfüllt Glück meinen Körper.

Kurz: Freude im Körper – Glück im Körper

Einatmend erfüllt Freude meine Gefühle.
Ausatmend erfüllt Glück meine Gefühle.

Kurz: Freude im Gefühl – Glück im Gefühl

Einatmend erfüllt Freude meinen Geist.
Ausatmend erfüllt Glück meinen Geist.

Kurz: Freude im Geist – Glück im Geist

Gesundheit und Lebenskraft

Gesundheit ist kostbar und manchmal sehr zerbrechlich. Aber auch in Zeiten einer Krankheit oder einer Krise kannst du dich mit der Energie der Gesundheit und Lebenskraft erfüllen. Lasse diese Worte in dir zu einem heilsamen Klang werden, und genieße es, wie dieser Klang bis in jede deiner Zellen dringt. Verbinde dich mit deinem Atem, und sprich in Gedanken:

Ein (beim Einatmen) – Aus (beim Ausatmen)

Einatmend erfüllt mich Gesundheit.
Ausatmend erfüllt mich Lebenskraft.

Kurz: Gesundheit – Lebenskraft

Möchtest du Gesundheit und Lebenskraft noch intensiver in dein Leben integrieren, findest du hier eine differenzierte und verstärkende Variante. So kannst du für dein körperliches und inneres Wohlergehen sorgen. Gesundheit und Kraft mögen als heilsame Klänge dein Wesen und deinen Körper erfüllen. Verbinde dich mit deinem Atem, und sprich in Gedanken:

Ein (beim Einatmen) – Aus (beim Ausatmen)

Einatmend erfüllt Gesundheit meinen Körper.
Ausatmend erfüllt Kraft meinen Körper.

Kurz: Gesundheit im Körper – Kraft im Körper

Einatmend erfüllt Gesundheit mein inneres Wesen.
Ausatmend erfüllt Kraft mein inneres Wesen.

Kurz: Gesundheit im Inneren – Kraft im Inneren

Vitalität und Lebensfreude

Nähre die Lebensfreude in dir, und fördere deine Vitalität. Fühle dich ganz und gar lebendig – in dir und in deinem Leben. Nimm voller Freude am Leben teil. Verbinde dich mit deinem Atem, und sprich in Gedanken:

Ein (beim Einatmen) – Aus (beim Ausatmen)

Einatmend erfüllt mich Vitalität.
Ausatmend erfüllt mich Lebensfreude.

Kurz: Vitalität – Lebensfreude

Liebe und Vertrauen

Lasse in dir die Kraft der Liebe erklingen, und vertraue auf die heilsame, alles umfassende Liebe, die aus deiner inneren Quelle entspringt. Eine Liebe, die unabhängig von äußeren Bedingungen in deinem Herzen wohnt, schafft Vertrauen in das Mysterium des Lebens. Verbinde dich mit deinem Atem, und sprich in Gedanken:

Ein (beim Einatmen) – Aus (beim Ausatmen)

Einatmend erfüllt mich Liebe.
Ausatmend erfüllt mich Vertrauen.

Kurz: Liebe – Vertrauen

Ruhe und Gelassenheit

Ob im Alltag oder in besonderen Situationen – Ruhe und Gelassenheit sind in jedem Fall sehr erstrebenswert. Erfülle dich und dein Leben mit Ruhe und Gelassenheit, und du wirst zunehmend besser für die Stürme des Lebens gewappnet sein. Verbinde dich mit deinem Atem, und sprich in Gedanken:

Ein (beim Einatmen) – Aus (beim Ausatmen)

Einatmend erfüllt mich Ruhe.
Ausatmend erfüllt mich Gelassenheit.

Kurz: Ruhe – Gelassenheit

Zuversicht und Stabilität

Sollte dir deine Zuversicht einmal verloren gegangen sein, sodass du dich dem Leben ausgeliefert fühlst, nähre dich mit diesen heilsamen Gedanken. Finde die Quelle der Zuversicht in dir, erwecke sie wieder zum Leben, und erfahre ihre außerordentlich stabilisierende Kraft. Verbinde dich mit deinem Atem, und sprich innerlich:

Ein (beim Einatmen) – Aus (beim Ausatmen)

Einatmend erfüllt mich Zuversicht.
Ausatmend erfüllt mich Stabilität.

Kurz: Zuversicht – Stabilität

Frieden und Harmonie

Mit diesen heilsamen Gedanken erzeugst du eine Schwingung von Frieden und Harmonie in deinem ganzen System. Je öfter wir diesen Frieden ungeachtet äußerer Umstände in uns finden, desto mehr Harmonie wird in uns zum Vorschein kommen. Verbinde dich mit deinem Atem, und sprich in Gedanken:

Ein (beim Einatmen) – Aus (beim Ausatmen)

Einatmend erfüllt mich Frieden.
Ausatmend erfüllt mich Harmonie.

Kurz: Frieden – Harmonie

Möchtest du Frieden und Harmonie noch intensiver in dein Leben integrieren, findest du hier eine differenzierte und verstärkende Variante. So kannst du deinen Körper, deine Seele und deinen Geist mit Frieden und Harmonie erfüllen. Möge der innere Frieden in dir wachsen und dich in ein tiefes Gleichgewicht bringen. Verbinde dich mit deinem Atem, und sprich in Gedanken:

Ein (beim Einatmen) – Aus (beim Ausatmen)

Einatmend erfüllt Frieden meinen Körper.
Ausatmend erfüllt Harmonie meinen Körper.

Kurz: Frieden im Körper – Harmonie im Körper.

Einatmend erfüllt Frieden meine Seele.
Ausatmend erfüllt Harmonie meine Seele.

Kurz: Frieden in der Seele – Harmonie in der Seele

Einatmend erfüllt Frieden meinen Geist.
Ausatmend erfüllt Harmonie meinen Geist.

Kurz: Frieden im Geist – Harmonie im Geist

In sich ruhen – ruhen im Wesensgrund

Ein ganz besonderer Zustand ist derjenige, in dem wir nichts mehr wollen, nichts mehr müssen, nichts mehr brauchen. Hier können wir atmend ganz in uns selbst und in unserem Wesensgrund ruhen. Hier nährt uns einzig unsere innere Quelle, der wir uns vollkommen überlassen können. Verbinde dich mit deinem Atem, und sprich in Gedanken:

Ein (beim Einatmen) – Aus (beim Ausatmen)

Einatmend ruhe ich in mir.
Ausatmend ruhe ich im Wesensgrund.

Kurz: ruhen in mir – ruhen im Wesensgrund

In sich ruhen – ruhen in Gott

Ruhe in dir, und ruhe in deinem Göttlichen Grund. Lasse dich los und in die Hände Gottes fallen. Hier vereinen sich alle nährenden Qualitäten wie beispielsweise Geborgenheit, Vertrauen, Liebe, Kraft, Gesundheit, Glück zu einem einzigen heiligen Wort: Gott. Verbinde dich mit deinem Atem, und sprich in Gedanken:

Ein (beim Einatmen) – Aus (beim Ausatmen)

Einatmend ruhe ich in mir.
Ausatmend ruhe ich in Gott.

Kurz: ruhen in mir – ruhen in Gott

Geführte Meditationen

Einzelne dieser kurzen Meditationen lassen sich zu einer längeren Meditation miteinander verbinden. Dafür findest du hier zwei Beispiele, die du ganz nach deinen Bedürfnissen um- und neu gestalten kannst.

Geführte Meditation 1

Verbinde dich mit deinem Atem, und sprich innerlich:

Ein (beim Einatmen) – Aus (beim Ausatmen)

Einatmend erfüllt mich Gesundheit.
Ausatmend erfüllt mich Stabilität.

Kurz: Gesundheit – Stabilität

Einatmend erfüllt mich Ruhe.
Ausatmend erfüllt mich Gelassenheit.

Kurz: Ruhe – Gelassenheit

Einatmend erfüllt mich Glück.
Ausatmend erfüllt mich Freude.

Kurz: Glück – Freude

Vom Fallenlassen

Lasse los – lasse dich fallen
bis auf den Grund deines Seins,
um dort vom ewigen Leben
berührt zu werden.

Geführte Meditation 2

Verbinde dich mit deinem Atem, und sprich innerlich:

Ein (beim Einatmen) – Aus (beim Ausatmen)

Einatmend erfüllt mich Kraft.
Ausatmend erfüllt mich Lebensfreude.

Kurz: Kraft – Lebensfreude

Einatmend erfüllt mich Liebe.
Ausatmend erfüllt mich Vertrauen.

Kurz: Liebe – Vertrauen

Einatmend ruhe ich in mir.
Ausatmend ruhe ich im Wesensgrund.

Kurz: ruhen in mir – ruhen im Wesensgrund

Erste Hilfe: Vier einfache Meditationen für deinen Alltag

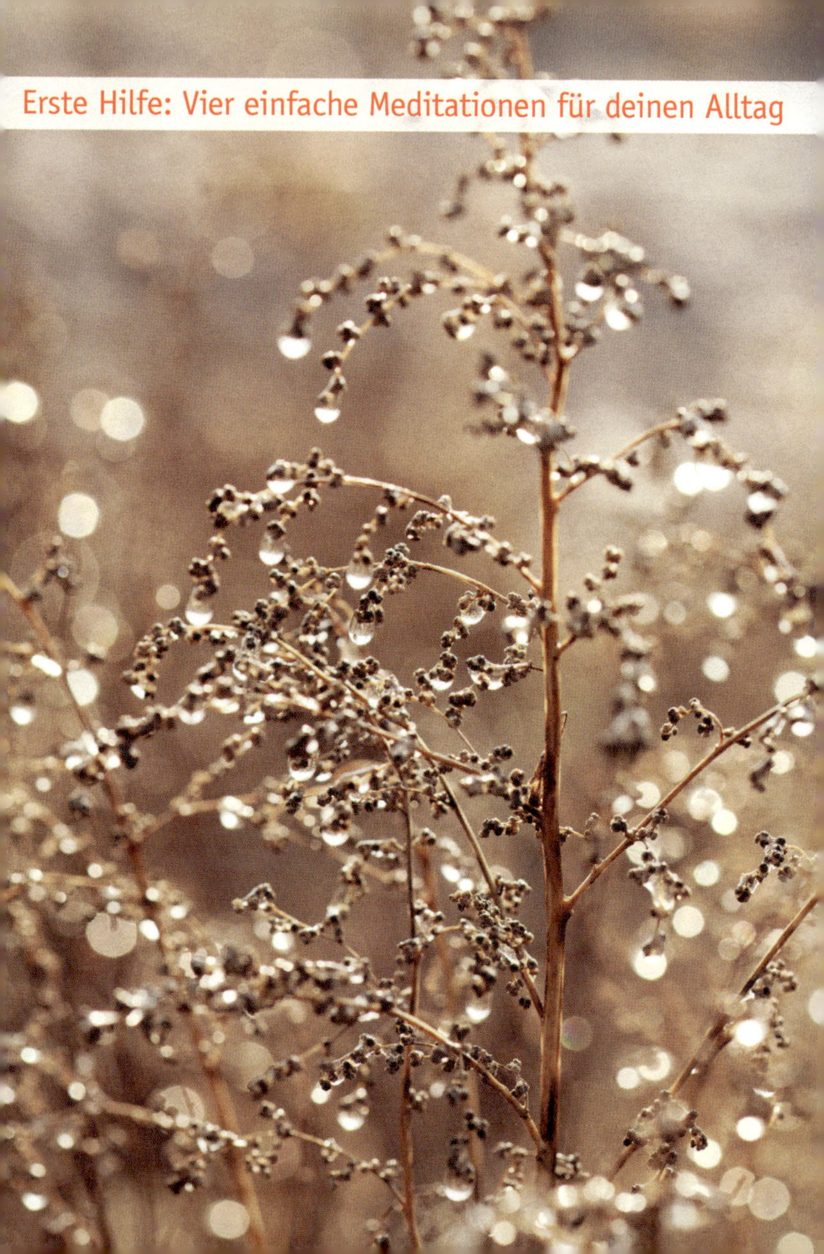

Vor wichtigen Terminen

Wann immer dich ein wichtiger beruflicher Termin, ein Arztbesuch, ein privates Gespräch oder eine Prüfung in Unruhe versetzt, sammle dich vorher einige Minuten auf deinen Atem. Du wirst dieser Situation anschließend ruhiger und mit mehr Sicherheit begegnen. Verbinde dich mit deinem Atem, und sprich in Gedanken:

Ein (beim Einatmen) – Aus (beim Ausatmen)

Ich fühle mich ruhig.
Ich fühle mich friedlich.

Kurz: ruhig – friedlich

Bei Krankheit

Wenn du krank bist, dich schwach fühlst und dich nur schwer auf umfassendere Heilungsmeditationen konzentrieren kannst, dann nutze diese einfache Übung, um deinen Körper wieder in Harmonie zu bringen. Du wirst sehen, dass sie dir bei der Regeneration helfen kann. Verbinde dich mit deinem Atem, und sprich in Gedanken:

Ein (beim Einatmen) – Aus (beim Ausatmen)

Mich erfüllt Gesundheit.
Mich erfüllt Harmonie.

Kurz: Gesundheit – Harmonie

Bei Schlaflosigkeit

Wenn du Probleme mit dem Einschlafen hast und nachts lange wach liegst, versuche diese einfache Übung. Sie kann dir helfen, in die notwendige Ruhe zu finden und die Gedankenströme, die dich möglicherweise am Schlafen hindern, zu unterbrechen. Verbinde dich mit deinem Atem, und sprich in Gedanken:

Ein (beim Einatmen) – Aus (beim Ausatmen)

Ich beruhige meinen Körper.
Ich entspanne meinen Körper.

Kurz: Körper beruhigen – Körper entspannen

In Krisen und Trauer

Besonders in Zeiten der Krise oder der Trauer brauchen wir einen Ort der Zuflucht oder etwas, von dem wir uns tragen lassen können. Mit dieser einfachen Atemmeditation kannst du dich zu jeder Zeit, an jedem Ort sicher und getragen fühlen. Verbinde dich mit deinem Atem, und sprich in Gedanken:

Ein (beim Einatmen) – Aus (beim Ausatmen)

Ich fühle mich sicher.
Ich fühle mich getragen.

Kurz: sicher fühlen – getragen fühlen

Regeneration für zwischendurch

Die kurze Atempause

Im Alltag brauchen wir Pausen, um uns zu regenerieren und uns nicht in den Anforderungen des täglichen Geschehens zu verlieren. Sammle dich daher immer mal wieder zehn Minuten auf deinen Atem. Lasse dich von ihm tragen, komme zur Ruhe, und tanke Kraft aus deiner inneren Quelle. Unterbrich deine Arbeit. Dehne dich, und lasse einige Male deine Arme um deinen Körper schwingen, sodass du dich wieder gut spürst. Dann verbinde dich mit deinem Atem, und sprich innerlich:

Ein (beim Einatmen) – Aus (beim Ausatmen)

Du kannst aber auch deine Atemzüge zählen. *Zähle deine Atemzüge von eins bis zehn jeweils beim Ausatmen, und beginne dann wieder von vorn.*

Schlussgedanken

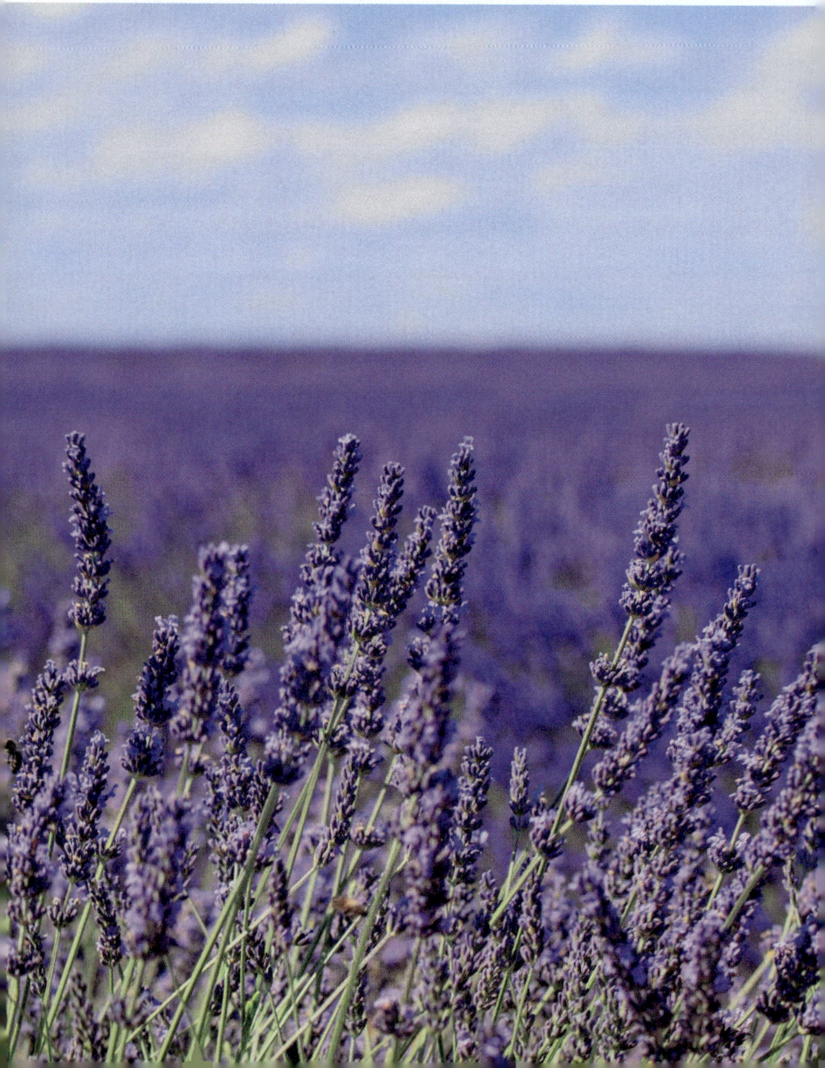

Liebe Leserin, lieber Leser,

ich hoffe sehr, dass du in diesem Übungsbuch hilfreiche Anregungen und Anleitungen für dich und für einen bewussten Umgang mit deinem Atem gefunden hast. Vielleicht hat dich ja der eine oder andere Gedanke zu den verschiedenen Themen auf deiner persönlichen Lebensreise inspiriert? Jede Reise beginnt mit einem ersten Schritt. Mache diesen Schritt, und lasse dich nicht entmutigen, wenn du glaubst, Rückschritte zu machen oder nicht schnell genug voranzukommen. Die wichtigsten Dinge geschehen oftmals in der Pause – so, wie beim Atmen: Das Einatmen erfolgt in der Pause ganz von allein. Es ist eine Reise zu dir selbst, doch die Schritte auf dieser Reise sind nicht planbar, und du kannst nicht vorhersehen, was der Weg als Nächstes für dich bereithält. Welche Aufgabe sich dir stellt, welche Weggabelung kommt, welche Pausen nötig sind – all das zeigt sich dir erst auf dem Weg. Wenn du diesen Weg aber verbunden mit deinem Atem gehst, hast du in jedem Fall einen zuverlässigen Wegbegleiter. Mit seiner Hilfe kannst du immer wieder zu dir selbst zurückkehren und einen sicheren Ort in deinem Inneren finden.

Ich danke dir, dass ich diese wunderbare Übungsweise und einige meiner Gedanken und Meditationen in diesem Buch mit dir teilen durfte.

Hilda Nowotny – Atemlehrerin

Danksagung

Ich danke meinem Ehemann und Weggefährten Werner Nowotny für den gemeinsamen Lebensweg und für seine schönen Fotos in diesem Buch. Ich danke meiner verstorbenen spirituellen Freundin Vera Wild und meiner Heilpraktikerin Marlene Stummer für die liebevolle und unerschrockene Begleitung auf meinem Lebens- und Heilungsweg. Ich danke meiner Ausbilderin Dr. Anne Schaeffer-Riedl für die Ausbildung und die Jahre der gemeinsamen Atemarbeit. Ich danke Dr. Hugo Schlue (spirituelle Psychoanalyse), Sieglinde Schneider (Familienaufstellung) und Anete Carvalho-Garten (NLP) für ihre lehrreiche und hilfreiche Unterstützung.
Ich danke Alexander Bogie, Veronika Langbein und Barbara Gietz für treue, tiefe und inspirierende Freundschaften, und meiner Familie (Kinder, Enkelkinder) dafür, dass sie mich zu einem reicheren Menschen macht. Ich danke den Engeln, die mich auf meinem Weg schützend begleiten, für ihre Inspirationen, Belehrungen und hilfreichen Hinweise.

Über die Autorin

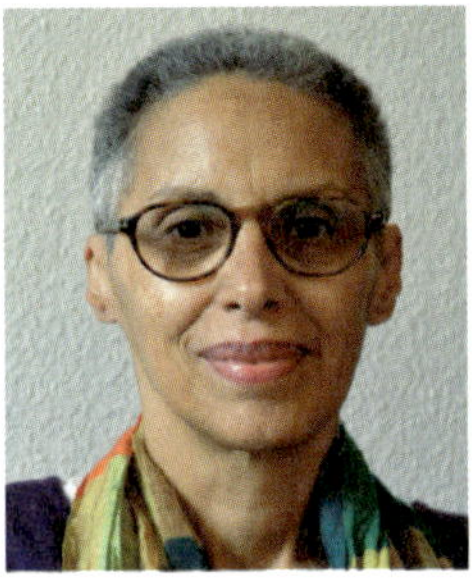

Hilda Nowotny ist ausgebildete Atempädagogin und Atemtherapeutin. Ihr Wissen konnte sie durch intensive Selbsterfahrungen und Fortbildungen in Psychoanalyse, Familienaufstellung, Trauerbegleitung und NLP erweitern – ihr persönlicher und beruflicher Schwerpunkt ist aber seit jeher das »Heilsame Atmen«.

www.heilsames-atmen.de

Bildnachweis